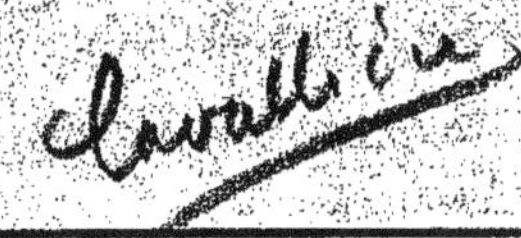

DU TRAITEMENT DES FRACTURES DES MEMBRES

PAR

LES APPAREILS EN ZINC LAMINÉ

DE M. RAOULT-DESLONGCHAMPS

PAR

LE Dʳ FRANÇOIS-LÉON PELLERIN

ANCIEN EXTERNE DES HÔPITAUX DE LYON, INTERNE DES HÔPITAUX DE SAINT-ÉTIENNE

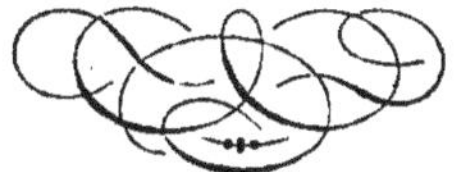

LYON

IMPRIMERIE NOUVELLE

52, Rue Ferrandière, 52

1885

DU TRAITEMENT DES FRACTURES DES MEMBRES

PAR

LES APPAREILS EN ZINC LAMINÉ

De M. RAOULT-DESLONGCHAMPS

DU TRAITEMENT DES FRACTURES DES MEMBRES

PAR

LES APPAREILS EN ZINC LAMINÉ

DE M. RAOULT-DESLONGCHAMPS

PAR

LE Dr FRANÇOIS-LÉON PELLERIN

ANCIEN EXTERNE DES HÔPITAUX DE LYON, INTERNE DES HÔPITAUX DE SAINT-ETIENNE

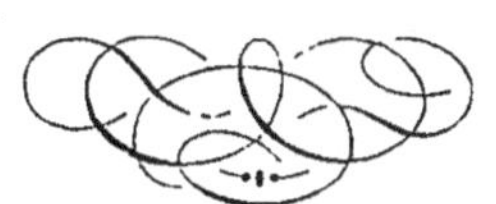

LYON

IMPRIMERIE NOUVELLE

52, Rue Ferrandière, 52

1885

INTRODUCTION

Nous avons eu, pendant une année d'internat à
Saint-Etienne, l'occasion d'observer une nouvelle
méthode de traitement des fractures des membres par
des appareils en zinc laminé. Cette méthode, apportée
à Saint-Etienne par M. le docteur Ribard, médecin-
major de première classe, médecin-chef de l'Hôpital
militarisé, employée également par M. le docteur
Duchamp, professeur agrégé, chirurgien de l'Hôtel-
Dieu, est due à un médecin principal de l'armée,
M. Raoult-Deslongchamps. L'inventeur a décrit sa
méthode une première fois dans le *Recueil de Mémoires de médecine, de chirurgie et de pharmacie
militaires*, 1873, et une seconde fois, beaucoup plus
complètement et avec des modifications, dans un
ouvrage publié en 1882 : *Du traitement des frac-*

2

*tures des membres au moyen de nouveaux appareils
en zinc laminé.*

Les appareils que nous décrivons ont donc été
empruntés à M. Raoult-Deslongchamps. L'inventeur
a créé la méthode et l'instrument, tout l'honneur de
la découverte lui appartient ; toutefois, ces appareils
ont subi, entre les mains de M. Ribard, quelques
modifications qui rendent leur application plus facile
et plus précise.

Nous nous sommes proposé, sans nous dissimuler
les difficultés de ce travail, étant donné surtout notre
peu d'expérience, d'exposer la méthode, les avantages que présentent les appareils en zinc, ainsi que
les modifications dont ils ont été l'objet.

Notre thèse comprendra trois parties :

Dans la première, nous étudierons l'appareil d'une
façon générale, son mode de fabrication et la manière
dont il agit ;

Dans la seconde, nous décrirons l'appareil destiné
à chaque fracture en particulier ;

Enfin, nous poserons nos conclusions.

C'est dans le service de M. Ribard que nous avons
observé les remarquables résultats qui nous ont sug-
géré l'idée de ce travail. M. le docteur Ribard a bien
voulu nous encourager dans cette voie et nous aider
de son expérience. Nous tenons à lui exprimer ici
notre profonde reconnaissance, ainsi qu'à M. le doc-

teur Duchamp, dont les bienveillants conseils ne nous ont jamais fait défaut.

Nous remercions également MM. Granier et Devin, médecins-majors, MM. les docteurs Haemmerlin (d'Épinal), Sainclair (de l'Arbresle) et Mioche (de Chasselay), qui ont bien voulu nous communiquer des observations.

M. le professeur Berne a bien voulu accepter la présidence de notre thèse. Qu'il nous permette de lui présenter le témoignage de notre profonde reconnaissance.

DU TRAITEMENT DES FRACTURES DES MEMBRES

PAR LES

APPAREILS EN ZINC LAMINÉ

De M. RAOULT-DESLONGCHAMPS

PREMIÈRE PARTIE

DES APPAREILS EN ZINC EN GÉNÉRAL

L'appareil se compose de zinc laminé taillé de façon à représenter approximativement la forme du membre, de coton cardé et de lacs à boucle ; on peut avoir besoin aussi de fil de fer recuit.

Le zinc laminé se vend en feuilles d'épaisseur variable, et cette épaisseur est indiquée par des numéros croissant de 1 à 26. Le numéro 11 peut suffire dans la plupart des cas ; cependant, il est préférable de se servir du numéro 12 pour la cuisse, du numéro 13 pour la clavicule, du numéro 14 pour les fractures de l'avant-bras ; cette résistance est nécessaire dans ces deux derniers appareils, à cause de leur forme, ainsi qu'on le verra plus loin.

Les lacs doivent être solides et non extensibles.
Il est bon de se servir de bandes de galon tressé,
larges de 3 cent. environ. Ils doivent être munis d'une
boucle à deux ardillons, analogue à celles que les
tailleurs placent aux gilets. L'extrémité libre doit
être ourlée, afin qu'elle ne puisse s'effiler.

Le fil de fer est destiné à fixer les semelles des
appareils de jambe et de cuisse, et les deux parties
de l'appareil du coude. Le fil de fer recuit se brise
moins facilement.

La ouate est du coton cardé ordinaire. Comme
les appareils doivent être fortement serrés, il faut en
mettre au moins deux couches. Pour simplifier l'application, M. Ribard se sert de pièces de coton deux
fois plus épaisses que la ouate ordinaire, qualité qui
se trouve d'ailleurs facilement dans le commerce.

CONSTRUCTION DES APPAREILS ET DES PATRONS

Les gouttières en zinc peuvent servir successivement à plusieurs malades, pourvu toutefois que
les dimensions du membre ne soient pas trop différentes. (Il y a lieu cependant de faire une exception
pour l'appareil de cuisse.) Par conséquent, les patrons que nous donnons, étant pris sur des sujets
de grandeur moyenne, pourront suffire dans la plupart des cas.

Il faudra néanmoins les modifier lorsqu'on aura

affaire à un enfant ou au contraire à un sujet fortement musclé. Dans ce cas, la manière de procéder est la suivante : On fixera sur un papier le patron ordinaire (nous supposons que le chirurgien a déjà des patrons de grandeur moyenne) et on suivra ses contours avec un crayon. On aura ainsi la forme générale de l'appareil, qu'il est facile de réduire ou d'augmenter ensuite, d'après les mensurations prises sur le malade. On prendra ces dimensions sur le membre sain, ce qui facilitera beaucoup ce travail.

Les patrons servent indifféremment pour l'un ou l'autre membre, ceci est bien évident pour ceux de jambe, rotule, coude. Pour les autres, il suffira, comme l'indique M. Raoult-Deslongchamps, de courber l'appareil suivant une de ses faces pour le membre droit, et suivant la face opposée pour le membre gauche.

Le patron d'un appareil étant découpé, le chirurgien suivra le contours avec un poinçon sur le zinc, ou bien il fixera le patron sur la feuille de métal avec quelques pains à cacheter, et taillera facilement son appareil avec des cisailles. Les ciseaux de trousse suffisent pour tailler le numéro 11. On peut enfin charger de ce travail un ferblantier en lui indiquant le numéro que l'on compte employer.

Les appareils de M. Raoult-Deslongchamps présentent des fenêtres ovalaires analogues à celles que nous avons indiquées sur le patron de jambe (fig. 1). Elles ne sont pas indispensables. Elles diminuent très peu le poids de l'appareil et ne présentent qu'un avantage, celui d'empêcher dans une certaine mesure le changement de position des lacs, qui peuvent glisser lorsque l'appareil est conique ; mais on peut les arrêter plus sûrement par une petite entaille sur les bords de la gouttière. D'un autre côté, elles ont l'inconvénient d'augmenter considérablement le travail de l'ouvrier et par conséquent le prix de l'appareil. Enfin, lorsqu'il reste appliqué longtemps sans être renouvelé, l'ouate finit par faire hernie à travers ces ouvertures, dans lesquelles peuvent même s'engager les parties molles qui sont alors offensées par le bord tranchant des fenêtres. C'est ce qui est arrivé chez le malade qui fait l'objet de l'observation V. Pour ces diverses raisons, M. Ribard les a supprimées. Il ne les conserve que lorsqu'elles sont indiquées, en cas de plaie, par exemple, sans s'astreindre d'ailleurs à la forme ovalaire.

L'appareil étant taillé, les bords soigneusement ébarbés pour éviter les aspérités qui pourraient blesser le malade ou le chirurgien, il s'agit de lui donner approximativement la forme arrondie du membre. Pour cela, on se servira de tout corps mousse et allongé tel que les montants d'un lit d'hôpital, les bras d'un fauteuil, une rampe d'escalier, etc.

Nous disons *approximativement* avec intention. Il est inutile, en effet, de lui donner très exactement la forme du membre, comme on pourrait le faire en prenant de nombreuses mesures et en martelant l'appareil, comme les réalisent les gouttières en carton de Merchie, les appareils en papier et calicot de Laforgue, enfin tous les appareils modelés. La raison en est bien simple : c'est que l'appareil n'est pas constitué simplement par le zinc, mais aussi par la ouate. La gouttière a la forme générale du membre ; c'est au chirurgien à donner à l'appareil complet la forme exacte en disposant convenablement la ouate, et cette partie de l'opération est la plus importante, la plus délicate, mais aussi, comme nous allons le démontrer, la plus efficace.

Il est nécessaire, avant de tapisser la gouttière de sa feuille de coton, de placer des couches plus épaisses au niveau des dépressions du membre, afin de lui constituer une sorte d'écrin qui représente sa forme le plus exactement possible.

On tapissera également les points où l'os fait saillie, afin d'éviter la compression de la peau entre l'appareil et la saillie osseuse.

Dans les fractures avec déplacement transversal, les coussinets d'ouate agiront très efficacement. On les dispose de telle sorte que la pression de l'appareil refoule les fragments qui tendent à se déplacer. Il est facile de voir combien l'appareil en zinc se prête à cette manœuvre : le membre reposant dans la gouttière, les coussinets sont appliqués ; et il est absolument impossible, pendant le reste de l'opération, consistant simplement à serrer les lacs, que ces coussinets puissent se déplacer. Le même avantage se présente, sans doute, avec la gouttière Bonnet, mais avec cette différence que l'opérateur ne peut apprécier exactement leur efficacité à cause de la résistance considérable des parois de la gouttière.

Nous ne décrivons ici l'appareil que d'une manière générale. Nous ne parlerons donc pas de la façon de placer le membre dans la gouttière, ni des détails particuliers qui trouveront leur place dans la description de chaque appareil. Mais nous insisterons sur deux modifications capitales apportées aux appareils de M. Raoult-Deslongchamps, par M. le docteur Ribard. Nous voulons parler de la suppression des bandelettes de Scultet, et de l'addition d'une attelle complémentaire à chaque appareil, sauf celui de l'avant-bras et celui de la clavicule qui présentent une forme spéciale.

Les appareils de M. Raoult-Deslonchamps sont composés de la manière suivante : le membre est enveloppé d'un bandage Scultet et déposé dans sa gouttière, préalablement munie de coton en couches convenables, avec des tampons s'ils sont indiqués ; la gouttière est ensuite resserrée avec des lacs. On voit que l'appareil se trouve ainsi ouvert suivant une des faces du membre. Cette partie supporte donc directement tout l'effort des liens ; M. Raoult-Deslongchamps, dans le but de rendre cette pression plus tolérable, place sous les lacs des tampons d'ouate ; mais un autre inconvénient se présente ; c'est que les lacs agissent fortement sur les parties sous-jacentes par l'intermédiaire des tampons, et que l'on risque d'avoir un déplacement des fragments osseux et en tout cas quelques troubles dans la circulation veineuse.

M. Ribard place au contraire, sous les lacs, une attelle en zinc, généralement rectangulaire, à angles émoussés, qui supporte tout l'effort et le répartit également sur toute la surface du membre. Cette attelle présente le grand avantage de compléter la contention et de s'opposer aux déplacements qui pourraient se faire de ce côté. Les tampons d'ouate s'opposeront aux déplacements qui tendraient à se produire dans d'autres directions.

Le bandage de Scultet a été supprimé. En effet, lorsque le gonflement du membre commence à disparaître, les bandelettes deviennent lâches et flottantes, et comme l'appareil est serré à mesure (ainsi que nous le montrerons dans un instant), elles forment des plis qui agissent à la manière des corps étrangers, ne font que gêner le malade tout d'abord, mais ne tardent pas à devenir une cause de douleurs intolérables. Inversement, si, après l'application, le membre augmente de volume, ces bandelettes provoquent un véritable étranglement qui oblige le chirurgien à recommencer l'opération. Enfin, leur disposition méthodique est toujours longue et délicate, et leur utilité est au moins douteuse, car l'appareil en zinc réalise une contention et une compression bien supérieures et bien plus faciles à graduer que celles que l'on obtient avec le Scultet.

Le membre étant placé à nu dans la gouttière munie de coton, et fermée par l'attelle complémentaire, le chirurgien serre les lacs. Ceux-ci constituent une portion très importante de l'appareil. Ce qui caractérise l'appareil en zinc laminé, ce qui lui donne, à certains points de vue, une grande supériorité sur les autres gouttières, ce n'est pas la matière qui le constitue, pas plus que sa forme, c'est la propriété qu'il possède, grâce à sa malléabilité, son élasticité, et surtout grâce aux lacs à boucle, *de pouvoir suivre le retrait du membre et du coton*. Ces lacs doivent, en effet, être resserrés souvent, tous les jours au début, plus rarement dans les dernières périodes du traitement. Aussi, peut-on et doit-on appliquer l'appareil le plus tôt possible, sans se préoccuper du gonflement, et le laisser en place jusqu'à la consolidation.

Nous le répétons, ce sont les lacs à boucle, ou plutôt la possibilité de resserrer l'appareil grâce à ces liens, qui caractérise la méthode. Une gouttière en zinc, serrée par une bande, ressemblerait à une gouttière ordinaire, à celle de Bonnet, par exemple, et ne serait guère plus favorable à la consolidation.

Le malade sent lui-même que son membre est bien maintenu, et la meilleure preuve de l'exactitude de la contention est la disparition de la douleur qui cesse toujours très rapidement ; nous l'avons rarement vu persister toute la journée, et dans la plupart des cas, elle a disparu dès que l'appareil a été appliqué.

Ce témoignage des malades mérite d'être pris en considération. Toutes les observations que nous avons recueillies concernent des blessés du service hospitalier. Les uns sont arrivés à l'hôpital avec un appareil appliqué à l'infirmerie régimentaire ; d'autres ont été placés, pendant un jour, dans un appareil provisoire. Or, nous avons adressé à tous les questions suivantes : « Etiez-vous mieux dans la gouttière en zinc ? Avez-vous souffert longtemps après son application ? » Tous nos malades, ainsi que nous l'avons noté, sentaient leur membre mieux immobilisé et accusaient un soulagement immédiat.

Les appareils n'ayant jamais été levés avant le vingtième jour, nous ne pouvons affirmer de visu ce que devient le gonflement. Mais il est permis de penser, avec M. Raoult-Deslongchamps, qui les levait au sixième, huitième jour, ou même plus tôt, pour supprimer les bandelettes Scultet, que le gonflement diminue rapidement, de même que l'inflammation. Ainsi que l'a dit Seutin, le meilleur antiphlogistique d'une fracture, c'est une contention bien faite.

M. Raoult-Deslongchamps voit une preuve de l'exactitude de cette contention dans la facilité avec laquelle le malade soulève son membre blessé. Il faut, en effet, qu'un appareil soit appliqué très-exactement pour que ces mouvements puissent s'accomplir, mais tout autre appareil les rend également possibles, pourvu qu'il maintienne suffisamment les fragments osseux et qu'il ne soit pas trop lourd.

L'appareil en zinc permet davantage : le chirurgien peut imprimer impunément au membre blessé des secousses en tous sens, secousses brusques, violentes. Nous avons vu répéter cette expérience plusieurs fois sur chacun des malades que nous avons observés, et jamais aucun d'eux n'a ressenti de douleur au niveau de la fracture. On voit quelle est l'importance de ce fait au point de vue du transport des blessés. Nous aurons l'occasion de nous étendre plus longuement sur ce sujet à propos de l'appareil pour fracture de jambe.

Nous avons vu M. Ribard répéter une autre expérience, non moins frappante, sur deux malades. (Observations VII et VIII). Lorsque l'appareil était convenablement serré, ces blessés se trouvaient dans l'impossibilité de mouvoir les orteils ; et, pour rendre les mouvements possibles, il suffisait de relâcher momentanément les lacs. Comment expliquer cette expérience ? Peut-être faut-il admettre que la contention est tellement exacte que les muscles, emprisonnés dans ce squelette extérieur, n'ont plus l'espace suffisant pour se contracter. Quelle que soit l'explication (et nous n'en voyons pas d'autre que celle que nous venons d'émettre), le fait n'en est pas moins singulièrement important ; il permet d'affirmer que (dans ces deux cas du moins) l'appareil a été suffisamment puissant pour paralyser momentanément les muscles, et, par conséquent, pour rendre tout déplacement impossible, et cela sans nuire à la circulation. Ainsi peut s'expliquer un fait, qu'avait déjà remarqué M. Ribard, c'est que l'atrophie arrive rapidement. Mais, d'un autre côté, ainsi que nous le verrons, l'appareil en zinc permet de restreindre le temps nécessaire à la guérison. Il permet également au malade, dans quelques circonstances, de se servir de son membre et dans tous les cas de lui imprimer des mouvements.

FRACTURES COMPLIQUÉES DE PLAIES

Nous avons eu spécialement en vue, dans le courant de ce travail, les fractures simples. Nous ne dirons donc que quelques mots des fractures compliquées de plaies.

En présence d'une fracture compliquée de plaie étendue, de décollement et à plusieurs fragments, il ne peut être question d'une méthode spéciale et l'on ne peut songer à faire une contention bien exacte. Toutefois, les appareils en zinc peuvent rendre ici des services en raison des fenêtres qu'on peut facilement pratiquer dans leurs parois ; pour éviter la hernie des tissus à travers ces ouvertures, il suffira de serrer modérément les lacs ou d'appliquer par-dessus un pansement compressif qui pourra en même temps être antiseptique.

Si l'on veut laisser l'appareil en place le plus long-temps possible, M. Raoult-Deslongchamps recommande d'ébarber le coton au niveau des bords de la fenêtre et de le badigeonner avec du collodion élastique pour le rendre imperméable.

On pourra alors faire les lavages les plus complets, sans craindre de contaminer le reste de l'appareil et renouveler le pansement sans déranger le membre, sans imposer de douleurs au blessé. Lorsqu'on voudra pratiquer la méthode antiseptique dans toute sa rigueur, il sera facile de désinfecter et de phéniquer complètement la gouttière. Ceci est un avantage considérable sur les gouttières de Bonnet et même sur les appareils en toile métallique, qu'on ne peut songer à désinfecter complètement en les lavant, à cause des intervalles inaccessibles à l'éponge.

Nous avons borné notre travail au traitement des fractures, mais nous pouvons dire cependant que les usages de l'appareil en zinc seront plus étendus ; ils pourront servir après toutes les opérations intéressant à la fois l'os et les parties molles, et, d'une manière générale, toutes les fois que l'on aura besoin d'immobiliser un membre.

DEUXIÈME PARTIE

CHAPITRE PREMIER

APPAREIL DE JAMBE

Construction. — La gouttière de jambe se fabrique d'ordinaire avec du zinc n° 11. Quand il s'agit d'un enfant, il est bon de se servir d'un numéro plus faible, c'est-à-dire d'une feuille de zinc moins épaisse ; on éprouvera moins de difficultés à le découper et à donner à l'appareil la forme arrondie qu'il doit avoir.

La forme générale de ce patron, ainsi que celle de tous les autres (sauf celui de la clavicule), a été empruntée à M. Raoult-Deslongchamps. Mais il a subi deux modifications : 1° une encoche en V a été ménagée à la partie supérieure de la fenêtre talonnière ; 2° deux petites lames placées de chaque côté de la semelle ont été supprimées ; elles étaient destinées, dans la pensée de M. Raoult-Deslongchamps, à maintenir le pied latéralement. En réalité elles sont inutiles ; elles compliquent un peu l'appareil et empêchent l'exacte application de la bande qui doit fixer solidement le pied sur la semelle.

Pour construire, à l'aide de la fig. 1, un patron de grandeur naturelle, on fera bien de s'aider de la ligne médiane de l'appareil AB, et de la ligne médiane des semelles. On donnera ainsi facilement à chaque semelle l'angle qu'elle doit avoir sur le reste de l'appareil : cet angle est de 60° environ. On remarquera que ce patron est symétrique et qu'il suffit de le dessiner d'un seul côté de la ligne AB ; on pliera ensuite le papier suivant AB, et on découpera les deux côtés d'un seul trait de ciseaux.

Le patron que nous donnons est celui d'un homme de taille moyenne, réduit au 1/5. Quand on lui aura donné ses dimensions naturelles, il pourra servir dans la plupart des cas. Si la jambe fracturée présentait des dimensions notablement différentes, on devrait construire un patron convenable en prenant, sur le membre sain, les mesures suivantes :

1° Périmètre du genou. Les deux bords de l'appareil ne devant pas se toucher, on diminuera cette mesure de 1/4 environ (ligne MN.) Nous reviendrons plus loin sur cette diminution ;

2° Longueur et largeur de la plante du pied. Ces deux mesures ne sont pas indispensables : M. Ribard ne les prend jamais. Dans le cas où l'on voudrait s'en servir, on se rappellera que la longueur de la semelle, sur le patron, se mesure de son extrémité au centre de la fenêtre talonnière (point B) ;

3° Longueur du membre depuis la plante du pied

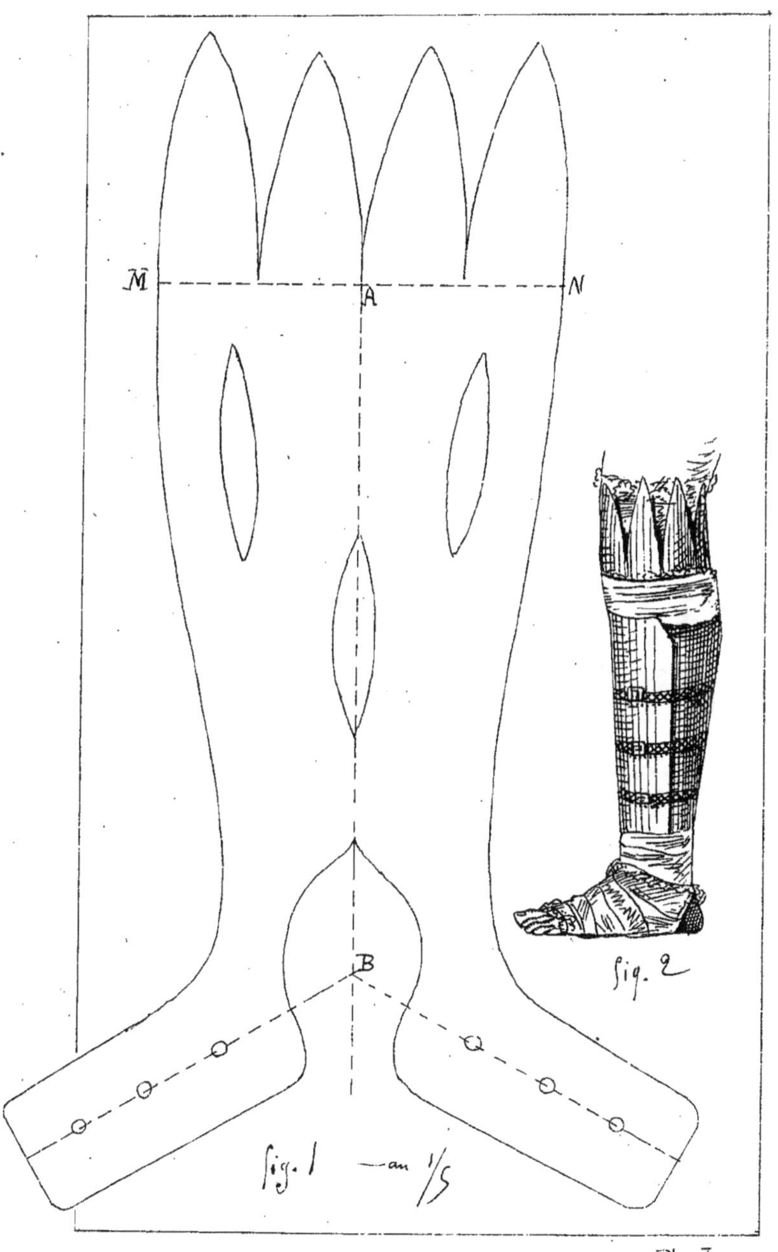

M
A
N
B
Q
fig. 2
fig. 1 — au 1/5
Pl. I

jusqu'à l'interligne articulaire (ligne AB). Le point inférieur de cette ligne correspond au point où la ligne médiane de l'appareil rencontre celles des semelles. Son extrémité supérieure se trouve sur la base des quatres digitations qui entoureront la moitié inférieure de la cuisse.

Le patron étant préparé, on coupe une feuille de zinc semblable. Chacune des semelles de la gouttière sera percée de trois trous sur la ligne médiane. Ces ouvertures devront se correspondre lorsque les deux semelles seront appliquées l'une sur l'autre, et recevront un fil de fer destiné à les fixer. Un moyen simple pour obtenir ces trous sans prendre de mesures, consiste à appliquer les deux semelles du patron l'une sur l'autre, exactement, et à les percer toutes deux à la fois ; les ouvertures se font ensuite facilement sur le zinc avec un poinçon.

Nous avons recommandé de diminuer de un quart environ le périmètre du membre. En effet, les deux bords de l'appareil, même sous l'effort des lacs, ne doivent pas arriver à se toucher ; l'intervalle compris entre ces deux bords, correspondant à la face antérieure de la jambe, sera recouvert par une attelle complémentaire. Ses dimensions transversales seront calculées de manière à recouvrir de trois ou quatre centimètres les bords de l'appareil, et pour cela, on devra tenir compte de la place occupée par le coton. Quelques mensurations pratiquées sur le malade nous ont permis de constater que la ouate tassée sous l'appareil augmentait le périmètre du membre de quatre centimètres environ. Le bord inférieur de cette attelle sera échancré et légèrement retroussé afin d'éviter de blesser le coude-pied. Son bord supérieur se trouvera au niveau de la tubérosité antérieure du tibia, le plus près possible de la rotule, sans l'offenser.

L'appareil étant taillé il faut lui donner sa forme (fig. 2). On commence par repousser en dehors les bords de la fenêtre talonnière et cette manœuvre sera singulièrement facilitée par l'encoche pratiquée au sommet de cette fenêtre. — On le courbe ensuite en forme de gouttière. — Le chirurgien fixera les deux semelles l'une sur l'autre au moyen de fils de fer passant dans les trous pratiqués à l'avance, à moins qu'il ne préfère les faire river préalablement par l'ouvrier. Les semelles seront placées à angle droit sur la partie jambière de l'appareil.

La gouttière est ensuite garnie d'ouate de la façon suivante : Une première couche va de la plante du pied au mollet, une seconde est disposée par-dessus, mais remontant un peu moins haut et affectant, avec la première, la forme d'un gradin ; grâce à cette disposition, l'espace que doit occuper la partie la moins volumineuse de la jambe est convenablement comblé ; le talon ne sera plus offensé par les rebords de la fenêtre, et la bascule du fragment inférieur sera impossible. On peut tapisser également la portion de l'appareil qui correspond au creux poplité, mais cette addition n'a d'utilité réelle que dans les fractures de l'extrémité supérieure du tibia.

On place ensuite une couche uniforme de coton recouvrant toute la surface interne de l'appareil,

aussi bien la portion plantaire que la portion jambière. Cette couche sera coupée au niveau des bords
de la gouttière. Elle doit être très épaisse, à cause
de la compression que supportera le membre et qui
est plus forte que dans tout autre appareil ; à cause,
aussi, du tassement ultérieur du coton.

APPLICATION ET SOINS CONSÉCUTIFS. — Le chirurgien
saisit alors le membre, et, sans imposer pour le
moment au malade les douleurs d'une réduction, il
place la jambe fracturée dans l'appareil qu'un aide
glisse à ce moment sur le lit. Ainsi placé, et grâce à
la précaution que nous avons indiquée, d'ébarber le
coton au niveau des bords de la gouttière, le membre
reste sous les yeux du chirurgien qui peut alors procéder à la réduction.

Si la fracture est le siège d'un déplacement, on
disposera des tampons d'ouate de façon à s'y opposer. Ils sont bien supportés et très efficaces à cause
de la constance de leur action.

L'opérateur placera immédiatement des lacs pro-
visoires et les serrera fortement. Ce procédé lui permettra d'appliquer exactement une bande en huit de
chiffre, embrassant d'un côté le pied du malade avec
la semelle de l'appareil, et de l'autre la partie inférieure de la jambe et de la gouttière. Il est très important que les tours de bande ne passent pas sur le
talon, qui doit s'engager librement dans sa fenêtre.

La bande étant appliquée sur le coude-pied, l'opérateur s'assure que les fragments sont bien en contact. Il applique alors une seconde bande qui assu-
jettit les quatre digitations supérieures de l'appareil

et embrasse le genou et la partie inférieure de la cuisse. On peut alors enlever momentanément les lacs, placer une couche d'ouate sur la partie antérieure de la jambe et la recouvrir avec l'attelle complémentaire. Celle-ci, maintenue par les lacs (qui sont aussitôt réappliqués), est indépendante des deux bandes qui fixent le coude-pied et la cuisse, et la surveillance de la fracture est ainsi très facile.

Les lacs, au nombre de trois, doivent être serrés assez vigoureusement, mais sans violence cependant. Leur resserrement doit être progressif, graduel, journalier pendant la première semaine au moins, car le coton se tasse très vite; passé ce temps, on peut ne serrer qu'à des intervalles plus éloignés ; il faut, en un mot, et il suffit que les lacs soient constamment tendus, et non flottants ; il faut veiller à ce qu'ils ne glissent pas, ce qui arrive quelquefois à cause de la conicité de l'appareil. En agissant ainsi, l'appareil se moule sur le membre et le maintient toujours également malgré le dégonflement de la jambe, malgré son atrophie ultérieure, malgré le tassement du coton. Et c'est précisément pour pouvoir agir ainsi que l'on doit se servir de lacs à boucle et non pas de courroies percées de trous à l'avance ; l'appareil est quelquefois resserré de deux, trois ou quatre millimètres, et les lacs en étoffe peuvent seuls permettre une progression aussi faible.

Si la ouate est disposée bien méthodiquement comme nous l'avons indiqué, si les points susceptibles d'être douloureux, tels que le talon, et ceux où les os sont superficiels (malléoles, tête du tibia et du péroné) sont bien garnis de coton, le malade ne se plaindra jamais de cette contention, parce qu'elle sera uniforme. La pression des lacs se transmet, en effet, intégralement et régulièrement sur toute la jambe. De cette pression régulière résulte une contention aussi parfaite que possible ; aussi le malade peut-il soulever son membre sans souffrance : le chirurgien peut lui imprimer de brusques mouvements de latéralité, des secousses, sans que jamais le malade accuse de douleur, et sans nuire à la coaptation. C'est une expérience que nous avons toujours répétée avec le même succès.

De cette contention exacte résultent plusieurs avantages, dont le premier est que les malades peuvent se lever dès le premier jour. Les blessés que nous avons observés se sont toujours levés les uns le premier, les autres le second jour après l'application de l'appareil. La marche à suivre, dans ce cas, est bien simple. Le malade n'a besoin que d'un seul infirmier pour l'aider. Le fauteuil dans lequel il doit reposer se place du côté de la jambe saine. Aidé par l'infirmier, le blessé glisse cette jambe hors du lit, et pose le pied à terre ; l'aide soutient alors la jambe malade et le blessé peut saisir les bras du fauteuil et s'asseoir. Le fauteuil dont se servaient les malades du service de M. Ribard, est muni d'un tabouret qui fait corps avec lui et sur lequel repose la jambe blessée. Un canapé, une chaise longue surtout pourraient remplir le même office. L'appareil de Majesté, utilisé par M. Raoult-Deslongchamps, se compose d'une planchette pour supporter la jambe ; cette planchette est suspendue à l'extrémité d'une tige de fer horizontale, fixée par son extrémité opposée au dossier d'un fauteuil. Il est possible d'installer le blessé sur le meuble, et si le fauteuil a des roulettes de le conduire en dehors de sa chambre.

Le malade n'étant plus obligé de garder le décubitus dorsal ; pouvant, lorsqu'il est au lit, placer sa jambe dans telle position qui lui convient, dormir sur le côté sans le moindre inconvénient, ce malade dis-je, conserve la santé et l'appétit ; ceux que nous avons vus dans le service de M. Ribard sont mis dès le lendemain au régime ordinaire. On comprend l'influence de cette méthode sur l'état général, et par conséquent sur l'état local, sur la consolidation. « Certes le défaut de consolidation (1) pourrait être à redouter avec les appareils ordinaires, de Scultet ou autres, et surtout avec les bandages amidonnés, dextrinés, silicatés ou plâtrés (2), mais non pas avec le mien qui maintient si exactement les fragments. Loin d'empêcher la consolidation, le traitement hors du lit la favorise et la rend plus rapide. En effet, sous son influence, la douleur, l'irritation nerveuse, l'insomnie nocturne disparaissent, l'appétit augmente, la nutrition est plus active et fournit en plus grande abondance les éléments de réparation. Les

(1) *Du traitement des fractures des membres au moyen de nouveaux appareils en zinc laminé*, par V. Raoult-Deslongchamps, médecin principal de première classe. — Paris, J.-B. Baillière et fils, 1882, p. 89.

(2) Nous ne partageons pas l'opinion de M. Raoult-Deslongchamps au sujet des appareils plâtrés. Nous aurons l'occasion d'en parler de nouveau dans le cours de ce travail.

succès aussi nombreux que constants, que j'ai obtenus, prouvent du reste, mieux que tous les raisonnements, l'utilité de cette méthode.

« Pour les fracturés atteints d'obésité, d'asthme, d'affection du cœur ou de tout autre maladie qui rend leur séjour au lit dans le décubitus dorsal extrêmement pénible, son emploi est pour ainsi dire *exigible*. » Il en est de même chez les vieillards exposés aux pneumonies hypostatiques.

Nos observations montrent que la durée du traitement, depuis l'application de l'appareil jusqu'à sa suppression définitive n'a guère dépassé trente à trente-cinq jours. Nous parlons, bien entendu, des fractures non compliquées. Une seule fait exception, c'est l'observation I. Celle-ci date de 1882 et naturellement, en essayant la méthode, M. Ribard a commencé par suivre d'une façon absolue les indications de M. Raoult-Deslongchamps qui n'enlevait ses appareils qu'au cinquantième jour. Mais grâce à la suppression du Scultet, il n'est plus nécessaire de troubler le travail de consolidation vers le huitième ou dixième jour pour enlever les bandelettes et réappliquer l'appareil en zinc immédiatement après. De plus, grâce à l'attelle complémentaire, les fragments sont en rapport d'une façon tellement immuable, et l'immobilisation est si bien assurée que le travail de réparation est réduit à son minimum. Il est de plus, facilité par l'état général qui se maintient parfait.

Nous avons montré que le membre blessé peut être remué, secoué impunément. On peut donc affirmer que le transport des blessés est très facile. Le malade qui fait l'objet de notre observation II, entré à l'hôpital avec l'éventualité d'une amputation de jambe est rentré chez lui en voiture de place le lendemain de l'application de l'appareil et a parcouru ainsi plus de quinze cents mètres sur un pavé très défectueux. Le malade de notre observation V, pendant toute la durée de son traitement, a fait également de longues promenades en voiture. Voici du reste le résultat de l'expérience de M. Raoult-Deslongchamps, que nous sommes heureux de citer.

« Un autre avantage bien autrement important, c'est la facilité qu'offrent mes appareils pour le transport immédiat des fracturés. Voici ce que je disais à ce sujet dans le mémoire adressé au Conseil de santé en 1877 : « Bien que, on le comprendra sans peine, je n'aie que peu de faits à l'appui de mon opinion, j'ose affirmer, sans crainte d'être démenti par une expérience ultérieure, qu'un blessé atteint de fracture de jambe et même de cuisse simple ou compliquée, convenablement réduite et bien fixée dans un de mes appareils, pourra être transporté pendant des journées entières et à de grandes distances, en chemin de fer, en voiture suspendue, ou même sur une simple charrette garnie de paille sans éprouver de souffrances, sans que les fragments soient déplacés. Les évacuations de blessés, cette grande difficulté du service de santé en campagne, seront ainsi singulièrement facilitées par l'usage de mes gouttières.

« Mes prévisions ont été confirmées par les faits

suivants, peu nombreux il est vrai, mais concernant tous les blessés que j'ai dû faire transporter :

« 1° Un jeune homme atteint de fracture de jambe a été emmené le lendemain de l'application de l'appareil, de Brézé à Chouze, distance vingt-sept kilomètres, en avril 1876, couché sur une charrette garnie de foin, sans avoir éprouvé ni douleur ni dérangement des fragments ;

« 2° Le 9 septembre 1879, M. de Cahouet, lieutenant écuyer à l'Ecole de cavalerie (fracture des deux os de la jambe au tiers inférieur : brûlure sur toute la jambe du premier, au quatrième degré), muni de son appareil, est mis le lendemain sur un petit brancard, et transporté de Craon à Saumur par chemin de fer, distance cent cinquante kilomètres, durée du trajet sept heures et demie. Malgré trois changements de train et trois trajets à travers les gares, aucune douleur n'est ressentie ;

« 3° Le 12 septembre 1830, M. de la Motte, sportsman, se casse complètement la jambe aux courses de St-Ouen-les-Toits, petite bourgade à treize kilomètres de Laval. Je lui place le lendemain soir mon appareil. Le jour suivant un de ses amis, M. le baron de Rochetaillée, le conduit dans un char à bancs à l'hôtel de l'Ouest, à Laval, et le place dans une chambre située au premier étage. Quarante-deux jours après il fait, encore muni de son appareil, par une précaution peut-être exagérée mais exigée par moi, le trajet de Laval à son château situé près de Grenoble, sans s'arrêter qu'une nuit à Tours. Tous ces transports se sont opérés sans la moindre souffrance et sans le moindre inconvénient ;

« 4° Le 7 octobre 1880, M. Gendron, lieutenant d'artillerie, fait aux courses de Chanceaux, commune à treize kilomètres de Tours, une chute épouvantable (fracture comminutive de la cuisse gauche, fracture de la jambe droite à deux endroits, luxation du péroné, épanchement énorme dans les deux genoux, fortes contusions du bras et de l'épaule gauche, de la base de la poitrine et des lombes). Le lendemain, application des appareils de cuisse et de jambe, et transport immédiat sur un brancard dans un caisson d'ambulance à l'hôtel de Bordeaux, de Tours. Huit jours après je l'emmène, toujours sur son brancard, de Tours à la gare de Saumur par chemin de fer, de la gare à l'hôpital distant d'environ deux kilomètres, le brancard porté par quatre hommes marchant à contre-pas. Ces divers transports se sont exécutés sans déterminer aucune souffrance. Cependant, un fort cahot du caisson d'ambulance produit par un trou du pavé de Tours avait causé un ébranlement passager dans le foyer de la fracture, mais sans déplacement des fragments ;

« 5° Enfin, le 18 décembre 1880, le prince Joachim Murat, élève officier à l'école de cavalerie, atteint d'une fracture des deux os de la jambe, avec issue des fragments, datant de trente cinq jours, a pu être transporté de l'hôpital de Saumur à la gare, en voiture marchant au trot, de la gare à Paris en wagon, la jambe posée sur une planchette garnie d'un coussin et suspendue à une traverse en bois ; puis de la gare d'Orléans à son domicile, derrière l'église de la Trinité, également en voiture au trot, sans éprouver de souffrances. Cependant la trépidation du wagon avait déterminé, après cinq heures de trajet, de l'engourdissement et des picotements dans le talon, par suite de l'afflux du sang. Pour les faire disparaître, il a suffi de faire reposer la jambe sur son côté externe.

« Chose curieuse : dans ces cinq cas, on trouve réunis à peu près tous les modes de transport usités pour les blessés, charrettes, voitures suspendues, wagons et brancards. Tous ont été admirablement supportés par les sujets qui y ont été soumis. La preuve de l'efficacité de mes appareils pour le transport des blessés atteints de fracture des membres inférieurs, me semble donc suffisamment faite, malgré le petit nombre d'exemples que j'ai pu fournir (1). »

Les soins consécutifs se réduisent donc à peu de chose : resserrer les lacs, ce que peuvent faire facilement les personnes qui soignent le malade et veiller à ce que l'appareil ne détermine pas de douleur.

Si, dix ou douze heures après l'application de l'appareil une fracture de jambe, sans complication, continue à être douloureuse, c'est que l'appareil a été mal appliqué ; dans ce cas, le seul remède consiste à enlever la gouttière pour la replacer avec plus de soin.

Cependant, si la douleur était nettement localisée

______

(1) Raoult-Deslongchamps, *loc. cit.*, p. 78 et suivantes.

ailleurs qu'au foyer de la fracture (malléole, tête du péroné), on pourrait se contenter d'appliquer une couche d'ouate, non pas sur le point douloureux, mais au-dessus et au-dessous de lui ; de cette façon, ce point ne sera plus comprimé.

Nous avons dit qu'avec l'appareil en zinc on n'avait pas à craindre, en général, la douleur au talon. Cependant, il est des cas où elle peut apparaître. Lorsque, pour une cause quelconque, on doit éviter de troubler le travail de consolidation, comme dans notre observation V, et que l'appareil reste longtemps appliqué, le coton se tasse fortement ; le membre est enveloppé dans une carapace qui le moule exactement, mais qui est devenue dure ; alors, le malade se plaint de douleur au niveau du tendon d'Achille. Un tampon d'ouate, refoulé entre le membre et la gouttière, ne ferait qu'aggraver la douleur. Mais il est un moyen de la supprimer sans déplacer l'appareil ; il consiste à appliquer une attelle postérieure bien garnie de coton, maintenue par le dernier lacs et dépassant légèrement par en bas l'échancrure de la fenêtre talonnière ; elle est efficace, non seulement parce qu'elle présente un lit de repos élastique, mais encore et surtout parce qu'elle fournit au talon un point d'appui nouveau et qu'il est possible de faire varier. Si le tampon d'ouate, que nous déconseillons, aggrave la douleur, c'est qu'il porte précisément sur le point déjà douloureux. C'est pour la même raison que, si l'on veut calmer une douleur nettement localisée, on doit, comme l'a montré M. Raoult-Deslongchamps, placer des tampons au-dessus et au-dessous de ce point, mais non à son niveau. M. Ribard a employé cette attelle postérieure chez deux malades (observations V et VII) avec un succès complet.

Vers le vingtième jour, les digitations supérieures sont coupées ou simplement repliées si l'on veut conserver l'appareil pour un autre malade. On rend ainsi la liberté au genou et l'on met le blessé à l'abri de toute raideur articulaire. De plus, il peut dès ce jour laisser reposer son pied à terre quand il est assis et marcher avec des béquilles. Les militaires blessés que nous avons observés ont pu ainsi se promener dès le vingtième jour sans qu'il en soit jamais résulté d'inconvénients au point de vue de la consolidation. Et cette méthode influe favorablement sur l'état général qui reste florissant.

Pour sectionner les quatre digitations, on enlève l'appareil complètement et l'on profite de la circonstance pour renouveler le coton, qui est tassé et macéré. En même temps, on pratique sur le membre des frictions alcoolisées. Si l'on avait des craintes pour la non-consolidation, on pourrait couper sur place les digitations avec de simples ciseaux de trousse.

Le traitement des fractures de jambe par l'appareil en zinc peut donc se résumer ainsi : Application immédiate de l'appareil, resserrement des lacs à mesure que le membre diminue de volume ; le vingtième jour, section des digitations supérieures et renouvellement du coton, suppression de l'appareil du trentième au trente-cinquième jour.

DE L'APPAREIL EN ZINC DANS LES FRACTURES DE JAMBE

Après avoir décrit l'appareil, nous pouvons examiner quel parti pourra en tirer le chirurgien en face d'une fracture de jambe. Nous examinerons successivement les fractures des deux os, celles du tibia et celles du péroné.

Nous ne nous arrêterons pas sur les fractures simples sans déplacement, non plus que sur les fractures avec plaie peu étendue, sans esquilles, telles que deux de celles que nous avons observées (observations I et VIII). La guérison a été parfaite chez ces deux malades.

La réduction des fragments s'obtient en général assez facilement dans les fractures de jambe. Il est cependant des cas de fractures très obliques où, malgré tous les efforts, la réduction s'obtient difficilement et ne se maintient pas. Le fragment inférieur fait saillie en avant, peut ulcérer la peau et transformer une fracture simple en fracture avec plaie communiquant avec le foyer, et avec issue de ce fragment. Les moyens que les chirurgiens ont successivement employés contre ce déplacement sont nombreux. Percival Pott conseillait le décubitus latéral et la demi-flexion du membre, pensant ainsi relever le fragment inférieur et le mettre en rapport avec le supérieur. Dupuytren se servait de la demi-flexion également, mais en plaçant la jambe sur sa face externe ou postérieure suivant le sens de l'obli-

quité de la fracture. Ces moyens ont été jugés insuffisants.

Meynier, d'Orléans, puis Laugier, ont opéré la
section sous-cutanée du tendon d'Achille, mais sans
succès. Plus tard, A. Bérard a pu réussir, mais c'est
un expédient dangereux.

On a eu recours plus souvent à la compression
que conseillait Mayor, soit par des pointes (appareil
à pointes métalliques de Malgaigne, puis de J. Roux),
soit par des pelotes (appareil à pression alternative
de B. Anger). Enfin, Laugier l'a combattue à l'aide
d'un appareil permettant d'effectuer, à la fois, l'extension permanente et la compression du fragment
déplacé.

Tous ces appareils sont passibles de reproches.
Les pointes ne produisent pas les accidents graves
que l'on aurait pu craindre *a priori ;* elles n'arrivent
pas jusqu'à l'os, ainsi que l'expérience l'a démontré.
Malgaigne s'en est servi avec succès, mais entre les
mains d'autres chirurgiens, cet appareil a donné des
mécomptes : « Il glisse facilement et se déplace à
cause de l'affaissement des coussins et des chairs qui
supportent la vis et la courroie (1) ».

Les appareils à pelotes sont très mal tolérés par
les malades, sont douloureux, même l'appareil de
B. Anger, que Hamilton regarde, à ce point de vue,
comme très inférieur aux pointes de Malgaigne (2).

(1) Nélaton. *Éléments de Pathologie chirurgicale,* 1869, p. 449.
(2) Hamilton. *Traité pratique des Fractures et des Luxations,* traduit par Poinsot, 1884.

Denonvilliers, frappé de ces inconvénients, a imaginé un appareil fort simple auquel il donne le nom de
pointe de coton. Il consiste en « un tampon d'ouate
appliqué sur les fragments et maintenu au moyen
d'une simple bande de diachylon ; il permet d'obtenir
une pression continue ou intermittente, qui suffit à
prévenir l'écartement sans risque de léser les téguments (1) ».

L'appareil en zinc permet d'appliquer le même
moyen, mais avec une supériorité incontestable. Ce
tampon, en effet, placé sous l'attelle complémentaire,
appuiera sur telle étendue du fragment que l'on voudra, et si l'on place plusieurs tampons disposés en
gradins de manière que le plus voisin des téguments
se trouve sur l'extrémité fracturée du fragment, et le
dernier, le plus long, sur toute l'étendue de ce fragment, on comprend que cette pression sera tolérée
sans aucune douleur, parce que la pression sera uniforme et qu'elle portera sur une longueur plus ou
moins étendue, au lieu de porter sur un point limité.
Du reste, avec la puissance que donne au chirurgien
l'association de lacs inextensibles, et de l'attelle en
zinc rigide dans le sens longitudinal du membre, il
sera inutile de mettre des tampons bien épais. Il est
bien entendu que, dans ce cas particulier, on devra
examiner de temps en temps l'état des fragments, ce
qui se fera avec facilité et rapidité; puisqu'il suffit
de desserrer trois lacs et de soulever l'attelle complémentaire.

(1) Nélaton. *loc. cit.*, p. 449.

Dans les fractures d'un pronostic si grave, que Gosselin a désignées sous le nom de *fractures en V ou cunéennes*, le zinc pourra rendre des services. Gosselin ainsi que Le Fort conseille l'amputation, quand ces fractures sont compliquées de plaies. Nous n'avons pas à nous occuper de celles-ci ; mais, dans le cas contraire, il conseille l'immobilisation et l'irrigation continue d'eau froide. La gouttière en zinc remplira parfaitement ces deux indications. Il en est de même dans les fractures compliquées de plaie, avec fragments multiples, dans les fractures par armes à feu.

Les fractures du corps du tibia présentent rarement des déplacements, le péroné faisant office d'attelle ; mais dans les fractures de l'extrémité supérieure, on voit souvent une saillie du fragment supérieur, rarement très prononcée, qui s'exagère dans la flexion et diminue dans l'extension. Ce déplacement, dû à l'action des muscles qui s'insèrent à la rotule ne se rencontre guère que dans les fractures siégeant au-dessous de l'articulation péronéo-tibiale supérieure. Il est nécessaire de mettre le membre dans l'extension et de placer un tampon de coton sous l'attelle complémentaire que l'on fera remonter aussi haut que possible sans blesser la rotule. S'il est nécessaire, un tampon placé dans le creux poplité poussera l'extrémité du fragment inférieur en avant et contribuera puissamment à la réduction.

Nous examinerons successivement les trois variétés de fracture du péroné admises par Maisonneuve.

Dans les fractures par arrachement dus à l'adduction forcée du pied, le déplacement est généralement peu marqué ; mais si le malade a essayé de marcher, il peut y avoir fracture de la malléole interne, soit par pression exercée de bas en haut par le tarse sur lequel elle s'appuie, soit dans quelques cas, comme l'a fait remarquer Dupuytren, par arrachement, le renversement du pied en dehors ayant succédé au renversement en dedans. Pourra-t-on se servir ici de l'appareil en zinc ? On pourrait croire qu'il est insuffisant dans ce cas particulier ; la fracture siège, en effet, au point le plus rétréci du membre ; et la gouttière ne peut suivre le membre à ce niveau, se mouler sur lui comme un appareil modelé, comme l'attelle plâtrée. Mais il faut considérer que l'on peut facilement combler l'espace vide avec du coton. Il faut remarquer également que le pied est solidement immobilisé, que la jambe l'est aussi. Dès lors, la portion intermédiaire ne peut se déplacer, surtout si l'on a eu soin de combler les vides. Le malade de notre observation VII a bien guéri de sa fracture ; son séjour à l'hôpital a été prolongé non par le fait de sa fracture mais par celui de l'entorse. La malade de l'observation VI nous a fourni également un beau résultat, étant donné l'état général : nous croyons donc que la gouttière en zinc pourra fournir ici des résultats satisfaisants ; mais nous croyons aussi que l'appareil plâtré sera préférable. Cette région ne comprenant que le squelette et des parties fibreuses, ne subit pour ainsi dire aucune variation de volume. La fracture se trouve donc toujours maintenue dans son revêtement plâtré.

Dans les fractures par divulsion qui succèdent à l'abduction exagérée du pied ou à sa déviation en dehors, les signes les plus importants sont : l'élargissement de la mortaise péronéo-tibiale, la projection en dehors du sommet de la malléole externe ; les deux fragments du péroné sont séparés par une dépression angulaire siégeant à cinq centimètres environ de l'extrémité inférieure de l'os, et à laquelle Dupuytren a donné le nom de coup de hache. Il s'agit avant tout de restituer à la surface articulaire ses dimensions normales, et pour cela, de rapprocher du tibia le fragment inférieur du péroné. Nous ne croyons pas que la gouttière en zinc puisse bien remplir cette indication : la gouttière, dans sa partie malléolaire aurait bien la force suffisante pour maintenir une fracture réduite, mais elle n'aurait pas la puissance nécessaire pour opérer elle-même la réduction, comme le fait l'appareil de Dupuytren, car elle agit à travers une épaisseur de coton trop considérable ; de plus, la déchirure des ligaments latéraux internes est fréquente ; or, l'appareil de Dupuytren rapproche leurs extrémités et facilite ainsi leur cicatrisation. Il se relâche facilement, mais on peut remédier à cet inconvénient en appliquant d'abord une bande roulée enduite de plâtre ou de dextrine, et en plaçant l'appareil par-dessus.

Dans les fractures par diastase, le péroné est brisé à son tiers supérieur. Le fragment inférieur se portant en dedans, la mortaise est encore élargie. Il faut donc pour éviter les dangers de cette disposition, la rétrécir. Nélaton conseille une simple bande plâtrée, entourant les malléoles, et l'immobilisation. La gouttière en zinc pourra remplir cette dernière indication.

(Toutes nos observations sont disposées par ordre chronologique).

OBSERVATION I

(Communiquée par M. Ribard). — *Fracture comminutive de la jambe droite avec plaie communiquant avec le foyer de la fracture.*

Derouet Jules, cavalier au 1er régiment de chasseurs. — Pas d'antécédents héréditaires. — Le 4 janvier 1882, Derouet reçut un coup de pied de cheval sur la partie antérieure de la jambe droite. Il fut transporté de suite à l'hôpital de Melun où M. Ribard constata une fracture comminutive des deux os de la jambe droite, siégeant à l'union du tiers inférieur avec les deux tiers supérieurs. Le coup avait déterminé, en même temps, une contusion considérable des parties molles avoisinantes, et une plaie communiquant avec le foyer de la fracture.

M. Ribard appliqua de suite l'appareil en zinc pour fractures de jambe, en suivant scrupuleusement les indications et le procédé de M. Raoult-Delongchamps, et pratiqua une fenêtre dans l'appareil afin de pouvoir surveiller l'état de la plaie qui, jusqu'à la fin, fut traitée par le pansement de Lister.

Dès que l'appareil est appliqué, la douleur est considérablement diminuée ; le malade soulève sa jambe facilement, et dès le lendemain, il peut rester toute la journée sur une chaise longue.

11e jour. — Première levée de l'appareil. Les bandelettes de Scultet sont relâchées ; elles sont manifestement inutiles. La plaie est en bon état, le membre en rectitude complète.

On replace le même appareil après le pansement. La gouttière a été lavée à l'eau phéniquée.

20ᵉ jour. — La plaie est cicatrisée. Suppression du pansement antiseptique.

38ᵉ jour. — L'appareil est enlevé, et on peut constater que la consolidation est obtenue. Les lacs passant sur la crête du tibia ont déterminé, malgré les coussinets d'ouate, de petites excoriations qui ne se sont guéries que lentement. La gouttière est coupée au-dessous du genou afin de rendre la liberté à l'articulation. Dès lors le blessé peut marcher avec des béquilles.

47ᵉ jour. — L'appareil est coupé au-dessus du coude-pied pour permettre les mouvements de l'articulation tibio-tarsienne. Le malade conserve ses béquilles par excès de précaution, car il peut marcher sans leur secours.

50ᵉ jour. — L'appareil est définitivement supprimé. Le cal est à peine appréciable et il est difficile de reconnaître le point fracturé.

60ᵉ jour, Les béquilles sont remplacées par une canne, que le malade abandonne la semaine suivante. Pas de raccourcissement, pas de déformation. Le malade ne boite pas.

Derouet reprend son service le 20 mars.

REMARQUES. — Ce cas a démontré à M. Ribard l'inutilité des bandelettes de Scultet, et la nécessité de protéger le membre contre l'action directe des lacs. C'est depuis lors que l'attelle complémentaire a été adoptée et le Scultet supprimé. L'appareil est resté appliqué, pendant 50 jours, selon les préceptes de M. Raoult-Deslongchamps.

OBSERVATION II

(Communiquée par MM. Granier et Ribard médecins-majors). — *Fracture compliquée de la jambe droite. — Lésions des vaisseaux. —
Athérome artériel.*

Le 14 octobre 1883, la voiture faisant le service de
St-Etienne à Firminy, attelée de cinq chevaux et portant une
vingtaine de personnes, renversa M. et Mme Cardenoux et
determina chez eux les traumatismes suivants :

M. Cardenoux, 48 ans, officier d'administration, fut atteint
dans cet accident d'une fracture de la jambe droite, un peu
au-dessous du milieu de la diaphyse. M. Granier et d'autres
médecins accourus immédiatement près du blessé, constatèrent, à ce niveau, une plaie de un centimètre de diamètre,
qui donnait issue à une grande quantité de sang rutilant. Le
trait de fracture était très oblique de haut en bas et d'avant
en arrière, et le fragment inférieur faisait saillie à travers la
plaie.

M. Granier appliqua immédiatement une gouttière en fil
de fer et donna une position rectiligne au membre. Comme
l'hémorragie persistait malgré l'application de compresses
phéniquées froides, il essaya d'obturer la plaie à l'aide de
ouate collodionnée. Mais ce moyen fut impuissant, et malgré
la compression exercée par la gouttière, le sang continuait
à s'extravaser dans les tissus ; le gonflement du membre augmentait presque à vue d'œil, et tout faisait supposer une lésion de l'artère tibiale postérieure. Il est même très probable
que cette lésion a existé, car les pulsations de cette artère
derrière la malléole interne, n'étaient plus perceptibles, tandis
que celles de la pédieuse, manifestement athéromateuse,
étaient plus accusées qu'à l'état normal. Cette extravasation
sanguine, sorte d'anévrisme diffus, était telle que, deux
heures après l'accident, la tuméfaction remontait au-dessus

du genou. Le collodion ne put résister à la poussée intérieure et vers cinq heures du soir (l'accident avait eu lieu à deux heures de l'après-midi) la plaie se rouvrit et donna issue à une assez grande quantité de sang artériel. Des compresses d'eau glacée finirent par triompher de cette complication : bientôt l'écoulement ne présentait plus de gravité, et une nouvelle occlusion de la plaie par de la ouate collodionnée mit le foyer de la fracture à l'abri du contact de l'air. Du reste, six jours après, cette plaie était absolument cicatrisée.

20 octobre. — Le gonflement ayant beaucoup diminué, M. Granier remplace la gouttière de fil de fer par un appareil plâtré : la contention semble mieux faite ; cependant le malade continue à souffrir ; il ne dort pas, il a perdu l'appétit, et quelques frissons irréguliers font craindre le développement d'un phlegmon diffus. Dans ces conditions, M. Cardenoux est envoyé à l'hôpital pour le cas où l'amputation (que l'on redoute) deviendrait nécessaire. Il y entre le 24 octobre. Cet état se prolonge pendant plusieurs jours sans amélioration.

1er novembre. — M. Ribard, rentrant de permission, reprend son service et le jour même, avec l'aide de M. Granier et d'autres collègues, il applique l'appareil en zinc laminé de M. Raoult-Deslonchamps, en supprimant les bandelettes de Scultet, qui n'ont aucune utilité réelle, et en ajoutant une attelle complémentaire, pour que les lacs n'offensent pas les parties molles et que la contention soit plus parfaite et plus régulière. Immédiatement après, le blessé éprouve un grand soulagement ; malgré ses appréhensions, et sur les instances de M. Ribard, il soulève la jambe, et cela sans éprouver la moindre douleur ; le malade passe la journée sur un fauteuil à tabouret, construit spécialement dans ce but. Le lendemain, M. Cardenoux se trouve tellement soulagé qu'il insiste pour rentrer à son domicile et s'y faire soigner. Cette autorisation est accordée ; le malade rentre chez lui en voiture de place et le trajet (un kilomètre et demi, à travers des rues mal pavées) s'effectue sans le moindre incident (2 novembre).

A partir de ce moment, l'état du blessé n'inspirait plus aucune inquiétude ; il passait toutes ses journées étendu sur un fauteuil, la jambe allongée sur une chaise. L'appétit et le sommeil sont revenus, et la consolidation s'accomplit régulièrement ; on prescrit l'usage quotidien de phosphate de chaux. Une religieuse chargée de donner des soins au malade est chargée de resserrer les lacs à boucle.

Lorsque, le 1er novembre, l'appareil en zinc fut appliqué, le fragment inférieur, très oblique, faisait saillie sous la peau qui semblait bien près de s'ulcérer. Pendant la première période du traitement, aucun moyen n'avait pu réduire ce déplacement, et les médecins présents ce jour-là étaient d'avis qu'il serait impossible d'en triompher, d'autant plus que la peau, très amincie à cet endroit, n'aurait pu supporter un tampon compressif. Dans cette situation, M. Ribard eut plus tard (10 novembre), en renouvelant l'application de l'appareil, l'idée de placer sous le talon une quadruple couche de ouate, afin de faire basculer le fragment inférieur et d'abaisser son extrémité fracturée. Ce moyen réussit pleinement.

23 novembre. — L'appareil est renouvelé ; non seulement la saillie a disparu, mais encore, en passant le doigt sur la crête du tibia, on constate une légère dépression au niveau de la fracture, et une légère incurvation en sens inverse, preuve incontestable de l'action que le relèvement du talon avait exercée sur la position du fragment inférieur.

Le même jour, les digitations supérieures de l'appareil sont coupées de façon à rendre au genou sa liberté ; le blessé, assis sur son fauteuil, pose le pied à terre. On autorise la marche avec des béquilles.

4 décembre. L'appareil est définitivement supprimé après trente-trois jours d'application, et le cinquantième après l'accident. Le malade s'exerce à marcher, mais le membre est œdématié tous les soirs ; on applique un bandage roulé. Bientôt même, étant donné l'état athéromateux du malade, il s'établit un ulcère variqueux dont la guérison ne put être

obtenue que six ou sept mois plus tard. Au mois de février, la guérison était complète (sauf l'ulcère).

Remarques. — On voit la différence considérable qui signale les deux parties du traitement : le malade a été soulagé le jour même de l'application de l'appareil ; le lendemain, il a pu retourner dans son domicile assez éloigné ; nous ne croyons pas qu'un autre appareil eût permis ce transport sans douleur, étant donné l'état du blessé, étant donné aussi (détail qui a son importance), le mauvais état du pavé.

OBSERVATION III

(Communiquée par MM. Granier et Ribard, médecins-majors). — Fracture compliquée et comminutive des deux os de la jambe gauche au tiers inférieur.

Mme Cardenoux a été blessée dans les mêmes circonstances que son mari (observation II). Elle est âgée de quarante ans environ et affectée d'un embonpoint extraordinaire — gravelle urique. — Enfin, elle est sujette à des crises nerveuses qui lui font par moment jeter des cris. Immédiatement après l'accident, M. le médecin-major Granier et plusieurs confrères, appelés en toute hâte, arrivent auprès de la malade et la trouvent très surexcitée. Elle pousse des cris, pleure et supplie de ne point la toucher, tant elle souffre. Au côté externe de la jambe droite, une petite plaie laisse écouler un peu de sang. A ce niveau (six centimètres environ au-dessus de la malléole externe), on sent le péroné fracturé, mais le tibia est intact de ce côté. Cette fracture a guéri sans incident et nous n'en parlerons pas davantage.

A gauche, au contraire, le pied et le tiers inférieur de la jambe sont fortement déviés en dehors et forment avec l'axe du membre un angle très accusé : la fracture des deux os est visible à distance. A ce niveau (réunion du tiers inférieur avec les deux tiers supérieurs) existent, à la face interne et externe du membre, deux plaies communiquant avec le foyer de la fracture. M. Granier eut pour premier soin d'interrompre cette communication, et, après avoir lavé soigneusement ces deux plaies avec une solution phéniquée, il appliqua sur leur ouverture une couche d'ouate collodionnée. Le membre est ensuite placé dans une position convenable : la coaptation obtenue, on essaie de la maintenir à l'aide d'un bandage de Scultet et d'une gouttière en fil de fer. Pendant ces manœuvres, il est facile de constater plusieurs fragments ; au niveau de la fracture, on a la sensation de sac de noix.

Pour prévenir l'inflammation, on a recours à l'irrigation continue ; des compresses phéniquées sont disposées sur les plaies et un sachet rempli de glace les maintient à une basse température. Toutefois, malgré ces précautions, malgré l'hydrate de chloral, le bromure de potassium et la morphine, le membre est secoué par des contractions spasmodiques des muscles, qui déplacent les fragments et occasionnent de vives douleurs.

18 octobre. — Le quatrième jour, la tuméfaction ayant un peu diminué on applique un appareil plâtré pour mieux maintenir la fracture. On dut endormir la malade tant les douleurs étaient vives. Cette gouttière laissait les plaies à nu pour permettre l'application renouvelée du pansement de Lister. Pendant les premiers jours, les douleurs furent un peu calmées ; malheureusement, un érysipèle survenu au bras droit amena un état général grave, inappétence, fièvre, etc. Un purgatif salin fit disparaître l'état saburral, mais en raison de l'embonpoint de la malade, on ne pouvait glisser le bassin sous elle qu'avec des difficultés très grandes ; une poulie au plafond, un matelas à ouverture centrale furent essayés sans résultats pratiques bien appréciables. Les mou-

vements qu'exigeaient ces manœuvres ayant dérangé la coaptation, il se produisit une telle douleur au niveau de la fracture qu'il devint nécessaire, le huitième jour après son application (26 octobre), d'enlever cet appareil plâtré. De petites excoriations s'étaient même produites de chaque côté des malléoles, et le membre avait une tendance à se dévier en dehors.

Après avoir fait un pansement antiseptique, M. Granier essaya d'utiliser cette même gouttière convenablement garnie de ouate et complétée par une attelle antérieure en carton. L'appareil resserré par des lacs à boucle était ainsi amovo-inamovible et rendait facile le pansement des plaies. Mais les mouvements étaient toujours difficiles et douloureux ; la malade avait perdu l'appétit et le sommeil, et présentait un état général grave. Dans ces conditions, et sur les instances de M. Cardenoux, muni depuis la veille de l'appareil en zinc qui lui avait été appliqué à l'hôpital, M. Ribard, avec l'assistance de M. Granier, appliqua à la malade un appareil analogue à celui de son mari, le 2 novembre, 20ᵉ jour après l'accident.

Cette opération fut faite suivant le procédé ordinaire. Toutefois, au niveau des plaies, le zinc fut entaillé et la couche de ouate fut enduite de collodion, afin de permettre les irrigations phéniquées, sans contaminer l'appareil lui-même. Pansement de Lister et application de l'attelle complémentaire par dessus. Pendant ce temps, on avait préparé le fauteuil qui devait recevoir la malade et, malgré son incrédulité et ses craintes, Mᵐᵉ Cardenoux y fut déposée. A partir de ce moment elle passa toutes ses journées sur le fauteuil, près de son mari qui ne se couchait également que le soir. L'appétit et le sommeil reviennent aussitôt, le moral est excellent, et la guérison, quoique longue à venir, s'accomplit, dès lors, sans encombre. L'appareil fut renouvelé le 25 novembre pour changer le coton.

12 décembre. — La gouttière est définitivement supprimée après quarante jours d'application. Pas de raccourcissement, pas de raideur de l'articulation tibio-tarsienne. Seu-

lement, les cicatrices sont adhérentes et rendent douloureux les mouvements musculaires. La malade, malgré son embonpoint, peut marcher d'abord avec des béquilles. Elle les quitte d'ailleurs bientôt (8 janvier). Au mois de février elle marchait sans claudications. La guérison était complète.

REMARQUES. — Comme chez le malade précédent, il faut remarquer le contraste entre les deux périodes du traitement, la suppression si rapide de la douleur dès que la gouttière en zinc eut été appliquée, et la facilité avec laquelle on a pu pratiquer le pansement de Lister, sans contaminer l'appareil qui a été renouvelé une seule fois pendant toute la durée du traitement.

OBSERVATION IV

(Communiquée par M. le Dᴿ Sainclair, de l'Arbresle). — *Fracture transversale du tibia gauche au tiers inférieur chez un alcoolique variqueux, avec éraflures de la peau.* — Traitement par la gouttière en zinc laminé de M. Raoult-Deslongchamps.

Le 11 janvier 1884, M. C..., maçon (45 ans, alcoolisme assez prononcé, varices considérables aux deux jambes), fut surpris par un éboulement dans lequel la jambe gauche resta engagée. Appelé aussitôt, je constate une fracture transversale du tibia gauche au tiers inférieur. Il existe, en même temps quelques éraflures sur la face interne du membre. Réduction et application de la gouttière en zinc. Un morceau de diachylon est appliqué sur la plaie, qui d'ailleurs est superficielle.

13 janvier. — Je suis rappelé auprès du malade : fièvre, un peu de délire, le membre est cyanosé et considérablement œdématié. La moindre pression est insupportable. Je desserre l'appareil ; malgré cela, la fracture est suffisamment contenue.

16 janvier. — L'œdème et la cyanose qui m'avaient fait craindre une complication phlegmoneuse, ont considérablement diminué. Plus·de fièvre ni de délire. Je resserre un peu la gouttière.

18 janvier. — L'amélioration continue. Je resserre encore un peu les lacs, après avoir changé le coton que la sueur avait détrempé.

25 janvier. — L'appareil peut être suffisamment serré ; le malade reste deux heures levé dans un fauteuil ; les petites plaies ont disparu.

7 février. — Le malade va très bien. Il continue à garder le fauteuil au lieu du lit, et même il a pu descendre seul un escalier à l'aide de béquilles.

4 mars. — Le malade se promène avec un bâton.

REMARQUES.—Dans ce cas, l'appareil plâtré ou tout autre inamovible n'aurait pu être supporté en raison du gonflement ultérieur du membre ; et même les bandelettes de Scultet, comme les applique M. Raoult-Deslongchamps, auraient produit un véritable étranglement qui aurait nécessité une nouvelle application de l'appareil ; tandis qu'en plaçant le membre à nu dans dans la gouttière convenablement garnie de coton, M. Sainclair a pu surveiller la fracture et conjurer tous les accidents.

OBSERVATION V

(Communiquée par MM. Devin et Ribard, médecins-majors). — *Deux fractures de la jambe droite au tiers supérieur, à cinq mois et demi d'intervalle.* — La seconde seule a été traitée par l'appareil en zinc.

M. de Cointet, colonel-commandant le 19ᵉ dragons, était allé, le 15 novembre 1883, en excursion au village de Rochetaillée. En descendant l'escalier de la Croix, à trois heures de l'après-midi, il glissa et fit une chute ; il voulut se relever, mais se trouva dans l'impossibilité d'appuyer la jambe droite. Cet officier, qui avait fait la course à cheval, portait ses bottes à l'écuyère ; la botte fut un peu fendue suivant sa longueur, mais conservée par le blessé. M. de Cointet ne voulut pas attendre à Rochetaillée l'arrivée d'un médecin. Il se fit placer dans la voiture qui avait amené sa famille, et rentra à Saint-Etienne, où il arriva à 5 heures du soir, au prix de vives douleurs ; on appela aussitôt le médecin de la maison, praticien distingué ; en même temps étaient mandés en consultation un chirurgien de la ville, et M. Devin médecin-major du régiment. On constata une fracture de la jambe droite à la réunion du tiers supérieur avec les deux tiers inférieurs ; le trait de fracture était transversal, sans déplacement des fragments. Quand il fut question du choix d'un appareil, M. Devin proposa celui de M. Raoult-Deslongchamps, mais son avis ne prévalut pas, et comme le confrère qui devait avoir la direction du traitement manifestait ses préférences pour le Scultet, on accepta définitivement cet appareil qui fut placé de suite.

Pendant la soirée et la nuit, le malade souffrit beaucoup de contractions musculaires avec retentissement douloureux dans le foyer de la fracture. Le lendemain, nouvel examen et application du même appareil avec quelques légères modifications. La contracture musculaire persiste et détermine un certain degré de flexion du genou; douleurs intenses dans tout le membre et principalement au talon; le malade ne dort pas; il est anxieux et irritable. A chaque instant, il faut essayer quelque nouveau moyen pour soulager le blessé; on accumule sous sa jambe une série de coussins, d'oreillers; le soulagement est momentané et suivi chaque fois d'une nouvelle exaspération de la douleur.

13e jour. — Cet état se prolonge jusqu'au treizième jour, où l'appareil de Scultet est remplacé par un appareil silicaté. A ce moment, on constate une arthrite du genou avec épanchement; la jambe est presque en état de demi-flexion sur la cuisse. Ostéo-périostite de la partie supérieure du tibia. L'application de l'appareil silicaté a été très pénible pour le malade, en raison des manœuvres que comporte cette application. Toutefois, les quelques jours qui suivent sont marqués par un soulagement relatif, mais il n'a pas persisté, en raison sans doute de la diminution de volume du membre, qui alors ne se trouvait plus suffisamment soutenu par un appareil devenu trop large.

23e jour. — Aussi, dix jours après, dut-on enlever cet appareil pour le remplacer par un autre du même genre. Opération laborieuse, qui imposa au malade de nouvelles souffrances.

30e jour. — On autorise, pour la première fois, le blessé à quitter le lit pour un moment et on l'installe sur une chaise longue.

40° jour. — Suppression définitive de l'appareil; on constate la persistance de l'ostéo-périostite et la production d'un cal très volumineux. La jambe présente toujours un certain degré de flexion dont on ne peut triompher.

Frictions excitantes, légers massages, quelques bains de courte durée.

45e jour. — Le malade essaye de marcher avec deux béquilles. Au soixantième jour, il peut marcher péniblement avec une béquille et un bâton; deux mois et demi après son

5

accident, il ne se sert plus que d'une canne ; toutefois, la marche est difficile, et il existe une claudication très accusée due à la flexion du genou.

Au mois d'avril, M. de Cointet, qui était impatient de reprendre ses exercices équestres, recommença, quoique avec peine, à monter à cheval, en portant l'étrier droit très court, en raison de la raideur du genou, de ce côté.

Le 4 mai, en passant dans une rue qui était en démolition, son cheval eut peur, fit un écart, et M. de Cointet, qui était loin d'avoir retrouvé ses anciennes aptitudes de cavalier, fut désarçonné, et tomba si malheureusement qu'il en résulta une nouvelle fracture de la même jambe, à deux centimètres au-dessous de l'ancienne.

M. le médecin-major Devin, rendu aussitôt sur le théâtre de l'accident, procéde au relèvement du blessé, que l'on transporte à son domicile. Bientôt après, arrive le docteur X..., qui avait dirigé le traitement de la première fracture. On agite de nouveau la question de l'appareil à appliquer. M. Devin insiste en faveur de celui de M. Raoult-Deslongchamps, et le blessé, qui a pu juger cet appareil sur les blessés de son régiment, manifeste ses préférences dans ce sens. Cette proposition est acceptée, et un appareil, en zinc laminé, préparé en toute hâte, est appliqué, au moins à titre provisoire. Le malade, qui s'y trouve relativement bien, manifeste le désir formel de le conserver ; aussi, M. Devin étant obligé de s'absenter pour les opérations du Conseil de révision, M. Ribard, médecin-chef de l'hôpital militarisé, fut prié de vouloir bien prendre la direction du traitement. Il vit le malade pour la première fois, le lendemain 5 mai avec M. Devin.

Comme la fracture siégeait à la partie supérieure de la jambe, et que, d'autre part, l'arthrite du genou réclamait encore un traitement, M. Ribard fit préparer un appareil très grand, et remontant jusqu'au milieu de la cuisse. L'application se fit sans incident et d'après le procédé ordinaire, c'est-à-dire sans bandelettes sur le membre et avec addition d'une attelle complémentaire ; cette attelle présentait même une disposition particulière ; elle occupait toute la longueur de l'appareil afin de presser sur le genou et d'en obtenir l'extension complète par l'action graduelle des lacs.

Immédiatement après l'application, il fut possible au malade de se lever. A partir de ce moment, M. de Cointet put passer ses journées sur un fauteuil, prendre ses repas en famille, s'occuper de son travail d'inspection générale, *et même à son gré, faire des promenades en voiture*. Dans ce cas, l'appareil en zinc a non seulement permis le transport éventuel, sans douleur pour le blessé ; mais encore ces promenades fréquentes en voiture ont constitué un véritable élément de réussite. En effet, pendant tout le traitement, M. de Cointet a joui d'une santé générale parfaite, l'appétit s'est maintenu, et la nutrition s'est accomplie d'une manière irréprochable. Ces conditions étaient d'ailleurs nécessaires au succès, car on pouvait craindre que la virole osseuse intermédiaire aux deux fractures n'eût pas assez de vitalité pour participer activement à la consolidation. Pour ne pas troubler ce travail de la nature, M. Ribard s'était promis de laisser l'appareil en place le plus longtemps possible, afin de soustraire les fragments à toute oscillation.

Mais au vingtième jour, le coton s'était tellement tassé, que les parties molles faisaient hernie à travers les fenêtres et que le talon était offensé par le rebord de la gouttière. Pour remédier à cet inconvénient, sans rien déranger, M. Ribart eut l'idée d'appliquer sur la partie postérieure de l'appareil, et empiétant un peu sur la fenêtre talonnière, une gouttière supplémentaire bien garnie d'ouate et fournissant au talon un nouveau point d'appui. Cet expédient réussit à merveille et supprima la douleur.

Quant aux lacs, ils ont été serrés très exactement par le soldat ordonnance de M. de Cointet, preuve que l'intervéntion du chirurgien n'est pas indispensable pour cet office. Traitement interne : quelques doses de phosphate de chaux.

27ᵉ jour. — L'appareil est enlevé. La consolidation s'est

accomplie avec une extrême rapidité; toutefois le cal de la première fracture est toujours volumineux. Quant au siège de la seconde, on y constate simplement la dépression linéaire signalée par M. Raoult-Deslongchamps. Enfin l'extension du genou a été obtenue grâce à la puissance des lacs contentifs. Le membre qui, pendant quatre semaines avait été en contact avec une couche d'ouate macérée et humide est le siège d'un érythème d'ailleurs sans gravité. — Poudre de fécule et application d'une bande roulée de toile.

Par excès de précaution, et pour prévenir l'effet de toute imprudence chez le malade, M. Ribard crut devoir appliquer une autre gouttière en zinc, qui ne dépassait pas d'ailleurs les limites de la jambe et permettait les mouvements du genou; à partir de ce jour (vingt-septième), le blessé marche avec des béquilles.

35ᵉ jour. — L'appareil est définitivement supprimé. L'atrophie des muscles est considérable. Aussi recommande-t-on au malade de faire de l'exercice; on a recours en même temps à l'électricité. L'amélioration arrive graduellement; à la fin de juin, M. de Cointet ne se sert plus que d'une canne, il fait à pied d'assez longues promenades et se propose de reprendre bientôt ses habitudes de cavalier.

Remarques. — Résumons en quelques mots cette observation : le malade a souffert continuellement avec les premiers appareils, jamais avec la gouttière en zinc; dans le premier cas, il est resté au lit pendant trente jours consécutifs, avant de pouvoir s'installer quelques heures seulement sur une chaise longue; dans le second cas, il a pu se lever le lendemain de l'accident, vivre à peu de chose près, de sa vie ordinaire, et faire à volonté des promenades en voiture. Dans la première fracture, soixante-quinze jours se passent avant que le blessé puisse marcher avec une canne, avec la gouttière en zinc, il est arrivé à ce résultat en cinquante jours; son premier appareil le laisse affligé d'une raideur articulaire du genou (en flexion) inquiétante pour l'avenir, le second triomphe de cette infirmité et rend à cet officier toutes ses aptitudes physiques.

OBSERVATION VI

(Personnelle). — *Fracture sus-malléolaire des deux os de la jambe gauche à trois centimètres au-dessus des malléoles.*

Mlle Decossus, 45 ans. — La personne qui fait le sujet de cette observation est souffrante depuis très longtemps. Le 25 mai 1884, elle fit un faux pas en montant ses escaliers et la jambe droite en glissant heurta le rebord d'une marche ; le choc porta sur le tiers inférieur du membre. Au même moment, elle sentit nettement un craquement et tomba. On la transporta sur son lit.

A ce moment, le pied était dévié en dehors et faisait un angle avec l'axe de la jambe. La malade fit appeler un rebouteur qui, après avoir redressé le membre, appliqua au-dessus des malléoles une lame de plomb maintenue par une bande. La douleur, déjà assez forte, augmenta en même temps que le gonflement. En présence de cette aggravation, des personnes qui s'intéressaient à la malade, et avaient entendu parler des appareils en zinc, firent appel aux soins obligeants de M. Ribard.

29 mai. — L'appareil fut appliqué le cinquième jour de l'accident. Aussitôt après, la blessée put soulever elle-même la jambe, et la douleur qui était intolérable se calma immédia-

tement pour cesser complètement pendant la nuit. Elle n'a pas reparu dans tout le cours du traitement.

10 juin. — L'appareil est renouvelé treize jours après son application pour permettre de constater l'état de la lésion. Le membre est dans une position convenable ; on sent à peine le cal. Les digitations de l'appareil sont coupées au-dessous du genou. La malade, qui se levait dès le 30 mai et restait la plus grande partie de la journée assise, la jambe sur une chaise, pose maintenant le pied à terre et marche avec des béquilles. L'état général est aussi satisfaisant que possible, étant données les dispositions maladives du sujet.

25 juin. — L'appareil est enlevé définitivement quatre semaines après l'accident. Le membre est légèrement atrophié ; l'atrophie, du reste, survient vite avec cette méthode de traitement, en raison du repos absolu auquel les muscles sont condamnés. La consolidation est obtenue ; le cal est peu volumineux, quoique appréciable. La malade marche avec une canne.

20 juillet. — La guérison est complète.

REMARQUES. — Cette malade n'a été vue que trois fois par M. Ribard : le 29 mai pour placer l'appareil, le 10 juin pour couper les digitations, le 25 juin pour l'enlever définitivement. Les lacs ont été serrés régulièrement par le frère de la malade. A notre dernière visite celle-ci insiste vivement sur le soulagement produit par l'application de l'appareil. Dans le cours du traitement, lorsque la jambe n'était pas suffisamment maintenue, elle s'en rendait parfaitement compte et réclamait elle-même le resserrement des lacs. Ce fait montre bien la facilité du traitement, qui, pour ainsi dire, peut être dirigé par le blessé lui-même.

OBSERVATION VII

(Personnelle). — *Fracture sus-malléolaire de la jambe droite.*

Mathieu Léonce, engagé conditionnel au 19° dragons, 20 ans.

Le 29 juillet 1884, le cheval monté par Mathieu s'emballe pendant une manœuvre et jette son cavalier à terre. Il tomba à gauche de son cheval et ne peut expliquer par quel mécanisme la jambe droite a supporté tout le choc. Il se releva, mais se laissa retomber immédiatement à cause d'une violente douleur qu'il éprouvait au niveau du coude-pied droit.

Le brigadier d'infirmerie lui appliqua de suite, sur le terrain de manœuvres une gouttière en fil de fer, et on le transporta à l'hôpital militaire. Dans la soirée, le médecin de service l'examina. Le gonflement est considérable : pas de crépitation en dehors ; crépitation douteuse en dedans ; mais douleur vive de chaque côté, bien localisée à trois centimètres environ au-dessus des malléoles. Il pose le diagnostic de fracture sus-malléolaire avec entorse. — Application d'une gouttière en zinc, qui avait déjà servi à un autre malade et était déformée. Le malade, dans la soirée, souffrant du talon, fit rappeler le médecin qui pratiqua à la fenêtre talonnière une entaille très large.

30 juillet. — M. Ribard voit le malade pour la première fois. La fenêtre calcanéenne est trop grande et le talon s'y engage avec excès. Pour remédier à cet inconvénient, on applique par dessous l'appareil une gouttière postérieure supplémentaire. La douleur diminue dans la journée et cesse dans la nuit.

31 juillet. — Le malade commence à quitter son lit et passe ses journées dans le fauteuil à tabouret. C'est sur ce blessé que M. Ribard constata pour la première fois l'impossibilité

où se trouvait le malade de faire mouvoir les orteils, lorsque la gouttière était convenablement serrée ; lorsque les lacs étaient relâchés, les orteils recouvraient leur liberté d'action.

17 août. — L'appareil est renouvelé. Le travail de consolidation est en bonne voie, mais le cal est volumineux ; toute douleur a disparu depuis longtemps. Les quatre digitations supérieures sont coupées, et le lendemain le malade commence à marcher avec des béquilles, mais sans poser le pied à terre.

29 août. — L'appareil est supprimé. Dans la journée, le membre enfle considérablement. Les mouvements volontaires de flexion et d'extension du pied possibles le matin deviennent impossibles le soir, et les mouvements communiqués sont douloureux.

30 août. — Repos au lit sans appareil. Le gonflement diminue ; mais les jours suivants, dès que le malade pose le pied à terre, l'œdème se manifeste en quelques instants ainsi que la douleur. On constate alors une arthrite tibiotarsienne consécutive à l'entorse ; le pied a de la tendance à se mettre en valgus.

10 septembre. — M. Ribard applique une lame de zinc formant étrier, renforçant l'articulation et remontant jusqu'à la partie moyenne de la jambe. Repos absolu.

1er octobre. — Cet appareil est enlevé ; le malade ne souffre plus. Il commence à marcher et sort de l'hôpital le 31 octobre, trois mois après l'accident.

REMARQUES. — Dans ce traumatisme extrêmement grave, l'appareil en zinc a bien réussi : la fracture était guérie au trentième jour et le séjour prolongé à l'hôpital a été motivé par l'arthrite seule. Nous reconnaissons cependant que dans les fractures susmalléolaires, la gouttière plâtrée fait merveille pour es raisons que nous avons déjà données ; mais dans ce cas spécial, il ne fallait pas y songer, du moins au début, à cause du gonflement du membre.

OBSERVATION VIII

(Personnelle.) — *Fracture de la jambe gauche à l'union du tiers inférieur avec le tiers moyen, avec plaie communiquant avec le foyer de la fracture.*

Perrichon, François, cavalier au 19ᵉ dragons, 22 ans. — Le 18 août 1884, pendant une course d'obstacles, Perrichon reçut, du cheval qui le précédait, un violent coup de pied sur la jambe gauche. Ne pouvant se détourner immédiatement de la piste, il dut sauter encore deux fossés, après quoi son voisin prit les rênes de son cheval et l'écarta du groupe. On recueillit le blessé et le brigadier d'infirmerie plaça de suite la jambe dans une gouttière en fil de fer.

Le malade entre à l'hôpital le même jour. M. le médecin-major Devin (suppléant M. Ribard, en congé), constate une fracture transversale du tibia à l'union du tiers inférieur avec le tiers moyen; le péroné était également brisé à la même hauteur. Au niveau de la fracture, on constatait une petite plaie contuse, due au coup de pied du cheval, mais sans issue des fragments; ceux-ci se trouvent placés bout à bout, sans déplacement. La petite plaie est pansée avec iodoforme et lint, et le membre est placé dans la gouttière en zinc. Le malade éprouve pendant la journée un peu de douleur au talon; elle se calme dans la soirée.

21 août. — L'état de la plaie est satisfaisant et on renouvelle le même pansement; la douleur au talon a complètement disparu; la fracture n'a plus occasionné de douleur depuis l'application de l'appareil. Le malade passe ses journées sur le fauteuil à tabouret.

7 septembre. — La partie supérieure de l'appareil est

supprimée. La plaie est guérie. Le malade commence le même jour (dix-neuvième après l'accident) à marcher avec des béquilles, sans toutefois appuyer le pied à terre.

14 septembre. — L'appareil est enlevé (27° jour) et remplacé par une bande roulée. L'atrophie du membre est très prononcée, la consolidation suffisante, le cal assez volumineux, grâce sans doute à la contusion osseuse due au traumatisme.

20 septembre. — Le malade commence à marcher avec une canne ; le cal est un peu douloureux ; on applique de la teinture d'iode.

Le malade sort le 20 novembre.

REMARQUES. — Nous devons signaler ici la rapidité de la consolidation, qui a été obtenue en vingt-sept jours. La périostite consécutive au coup de pied de cheval a seule motivé le séjour prolongé à l'hôpital.

OBSERVATION IX

(Personnelle). — *Fracture de la jambe à l'union du tiers inférieur avec le tiers moyen.*

F..., maçon, 30 ans, alcoolique. — Le 14 décembre 1884, étant ivre, F... fit, pendant la nuit, une chute dans un escalier. Il essaya vainement de se relever. Transporté sur son lit, il y resta sans aucun pansement jusqu'au lendemain matin ; on noua un mouchoir sur la jambe, et il fut amené par la voiture publique jusqu'à Lyon (depuis Brignais) ; il fit le trajet, depuis le bureau de la voiture jusqu'à l'Hôtel-Dieu (cinq cents mètres environ), à pied, avec des béquilles. Il fut placé à la salle Saint-Louis, n° 67, dans le service de M. le docteur Pollosson.

La fracture intéressait les deux os et siégeait à l'union du tiers moyen avec les deux tiers inférieurs, et se dirigeait obliquement de haut en bas et d'avant en arrière.

16 décembre. — L'appareil en zinc lui fut appliqué d'après les indications de M. Ribard. L'attelle complémentaire avait été oubliée, de sorte que l'on dut placer les lacs sans cette attelle. Aussi les fragments n'étaient-ils pas très bien maintenus, et le malade souffrit un peu jusqu'au jour où cette attelle fut appliquée (21 décembre). On dut, ce jour-là, réduire un léger déplacement en avant du fragment inférieur.

29 décembre. — L'attelle complémentaire est levée pour examiner la fracture qui, du reste, est en bonne position.

8 janvier. — Nouvel examen, même résultat.

14 janvier. — L'appareil est enlevé. La consolidation est suffisante, le membre en rectitude parfaite.

16 janvier. — Le malade souffrant au niveau du foyer de la fracture, l'appareil est replacé. Les quatre digitations sont courbées. Le malade peut commencer à plier le genou.

24 janvier. — La gouttière est supprimée. Frictions à l'alcool camphré. Les malléoles sont chaque soir le siège d'un œdème, qui disparaît le matin. Le blessé éprouve encore quelque douleur en posant le pied à terre.

6 février. — Le malade sort. Il commence à marcher sans trop souffrir.

REMARQUES. — Nous n'avons à faire remarquer ici que le rôle de l'attelle complémentaire, dont l'absence était préjudiciable au malade : il fut soulagé dès son application.

CHAPITRE II

APPAREIL DE CUISSE

Construction. — Il est bon, pour cet appareil, de se servir de zinc numéro 12, en raison de la puissance des masses musculaires de la région.

On voit, d'après la fig. 3, que le patron de cuisse ressemble, par sa partie inférieure, à celui de jambe. Cette partie de l'appareil de M. Raoult-Deslongchamps a subi les mêmes modifications que dans l'appareil de jambe ; mais la partie supérieure n'a pas été modifiée, et surtout on a conservé le principe de l'appareil qui consiste à fournir à la gouttière deux points d'appui pris sur le membre lui-même, de telle sorte que l'extension est inutile, ou, pour s'exprimer plus justement, que c'est la gouttière elle-même qui réalise cette extension d'une façon continue. Ces deux points d'appui sont : 1° la tubérosité ischiatique ; 2° la face dorsale du pied. Le rôle de l'extension est du reste bien amoindri par la perfection de la contention, ainsi que nous essayerons de le démontrer.

Le patron que nous donnons ne peut pas servir à tous les malades ; car il est nécessaire que la longueur du segment interne soit prise très exactement.

Les dimensions à prendre sont les suivantes :

1° Distance qui sépare l'ischion de la face plantaire du pied (sur le membre sain). Cette distance, mesurée très exactement, sera augmentée de trois centimètres. Nous en donnons plus loin la raison ;

2° Périmètre de la racine de la cuisse, diminué de un quart.

Le patron de grandeur moyenne sera fixé sur un papier ; on suivra ses contours avec un crayon ; on obtiendra ainsi la forme générale de l'appareil, qu'il sera facile de réduire ou d'augmenter d'après les mesures prises, et en tenant compte des remarques qui suivent.

Le périmètre de la racine de la cuisse, diminué de un quart, se mesure sur la ligne MN. Il faut remarquer que la ligne AB, qui partage l'angle des semelles en deux parties égales, et par conséquent est médiane à la partie inférieure du patron, ne l'est plus à la partie supérieure. Il faudra donc donner à la ligne MA une longueur supérieure de trois centimètres environ à celle de la ligne AN. Cette disposition est en rapport avec le volume des masses musculaires de la partie externe de la cuisse, qui est plus considérable de ce côté qu'en dedans. De plus, c'est presque toujours en dehors que se font les déplacements.

La ligne AB représente le fond de la gouttière, et c'est suivant cette ligne que l'on doit courber l'appareil. C'est à elle que l'on donnera la longueur de la face interne du membre, augmentée de deux ou trois centimètres, et voici la raison de cette augmentation. L'extrémité supérieure de cette ligne se trouve sur la base des dentelures figurées sur le patron, au point A. Son extrémité inférieure plantaire coïncide avec le point où se rencontrent les lignes médianes des semelles, mais cette coïncidence n'est pas mathématiquement exacte. Quand on aura donné à l'appareil la forme qu'il doit avoir, le plan des semelles coupera le plan de la gouttière au point B, mais avec un écart (peu considérable). Il faut encore tenir compte de la couche d'ouate qui sera interposée entre le pied et la semelle, et qui diminuera encore la longueur de l'appareil, puisque, par cette interposition, le bord supérieur de la gouttière se trouvera encore éloigné de l'ischion lorsque le pied sera fixé à la partie plantaire de l'appareil. Il faut donc être en mesure de rectifier cette longueur. Avec l'augmentation dont nous avons parlé, cette longueur ne sera jamais inférieure à ce qu'elle doit être, mais elle peut être supérieure ; alors il suffira d'augmenter la longueur des dentelures qui, une fois repliées, se trouveront en contact avec l'ischion.

La gouttière étant taillée, on commencera, pour lui donner sa forme (fig. 4), par la courber, de manière que la ligne A B en représente le fond ; on appliquera ensuite les semelles l'une sur l'autre, et on les fixera à l'aide de fils de fer. C'est alors qu'il faudra diminuer la longueur de l'appareil, si c'est nécessaire, en donnant des coups de cisaille entre les dentelures, de manière à les rendre plus profondes ; puis on les pliera en dehors ; on obtiendra ainsi un bord mousse qui ne blessera pas les parties molles recouvrant l'ischion ; pour augmenter l'épaisseur de

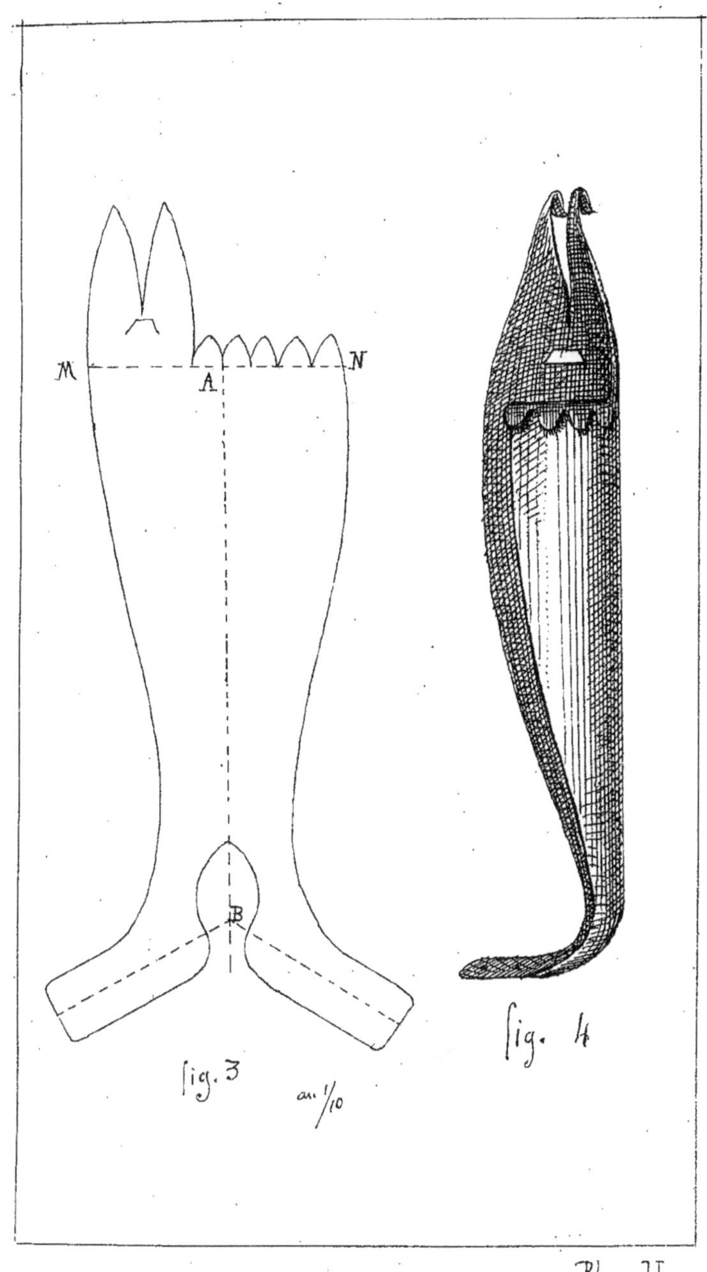

fig. 3

au 1/10

fig. 4

PL. II

ce bord, on placera sous les dentelures, au moment où on les pliera, un corps arrondi, comme les montants d'un lit d'hôpital, par exemple ; au lieu d'un pli presque tranchant, on aura une surface cylindrique plus large.

On pliera ensuite, en dehors également, l'extrémité des deux digitations supérieures sur une longueur de trois à quatre centimètres : on agira de même pour la petite valve située à la base des deux précédentes. Ces trois replis sont destinés à fournir un point d'appui au spica de l'aine qui terminera l'appareil, et qui passera aussi sous les dentelures dont nous avons parlé.

APPLICATION. — L'appareil ayant reçu sa forme sera garni de coton coupé sur ses bords comme nous l'avons indiqué pour la gouttière de jambe. On garnira de même les points qui peuvent être douloureux (tendon d'Achille, tête du péroné, malléoles), mais surtout on placera plusieurs couches au niveau des dentelures qui porteront sur le périné. Enfin, on disposera un coussinet d'ouate en dehors au niveau de la fracture, car le déplacement se fait presque toujours dans ce sens.

Le membre est alors placé dans l'appareil sans avoir subi de réduction préalable, qui ne pourrait être que temporaire et aurait ainsi coûté au blessé des douleurs inutiles. On ne pratique la réduction que lorsque le membre est déposé dans la gouttière ; alors, dès qu'elle est obtenue il est facile de la maintenir par le resserrement des lacs, et de la sorte le

malade n'a eu à supporter qu'un minimum de souffrances. Il est bon, pour mettre la gouttière en place,
de placer le membre en abduction, on éloigne ainsi
le talon de l'ischion ; on le replacera quand on voudra
faire la réduction.

La réduction étant opérée, on place des lacs pro-
visoires comme pour la jambe, fortement serrés, et
qui permettront d'appliquer convenablement une
bande en huit de chiffre sur le coude-pied, sans
passer sur le talon qui doit s'engager librement dans
la fenêtre. Il faut que le pied soit solidement fixé sur
la plante de l'appareil ; c'est de là que dépendra
l'exactitude de l'extension. On pourrait se servir
d'une petite attelle dorsale du pied, bien munie de
coton, et fixée par un grand lacs, qui offrirait sur la
bande l'avantage de pouvoir être serré graduellement, sans se relâcher.

Le chirurgien placera ensuite une petite attelle
complémentaire sur le tibia, analogue à celle de
jambe, puis une seconde sur la cuisse. Celle-ci ne
sera pas rectangulaire ; son bord supérieur devra être
coupé parallèlement au pli de l'aine. Ces deux attelles
seront fixées chacune par trois lacs. Enfin, on terminera par un spica simple de l'aine, du côté fracturé, en faisant passer la bande en dedans, sous les
petites dentelures qui s'appuient contre l'ischion, en-
dehors, sous les extrémités repliées des deux digita
tions et sous la valve qui se trouve à leur base.

DE L'APPAREIL EN ZINC DANS LES FRACTURES DE CUISSE

Dans ce chapitre, nous examinerons rapidement les diverses méthodes de traitement des fractures de cuisse, et nous pourrons ensuite, en étudiant le mode d'action de l'appareil en zinc, le comparer à ceux qui ont été employés jusqu'à présent.

Pour le traitement des fractures du fémur, on a employé deux méthodes principales :

1° L'extension, depuis les premiers temps de la chirurgie jusqu'à Percival Pott ;

2° Vers le milieu du xvıııᵉ siècle, Pott imagina de placer la cuisse en flexion légère sur le bassin et la jambe en demi-flexion sur la cuisse. Le membre reposait sur le lit par son côté externe, et tout le corps était incliné du même côté. Cette méthode a été rapidement abandonnée pour la demi-flexion dans le décubitus dorsal, qui est encore souvent employée en Angleterre ;

3° La plupart des chirurgiens reviennent de nouveau à l'extension que l'on peut appeler, avec Nélaton, la méthode française.

Nous ne nous occuperons, pour le moment, que de la méthode de l'extension et des fractures du corps du fémur.

Dans les fractures de la diaphyse, qui sont les plus fréquentes, contrairement aux autres os longs, où la lésion occupe le plus souvent le tiers inférieur, les désordres sont généralement les suivants : le fragment supérieur passe en avant de l'inférieur ; ils forment ensemble un angle, dont le sommet regarde en dehors et en avant ; le fragment inférieur est tourné en dehors, par suite de la rotation de la jambe et du pied dans ce sens ; enfin, le raccourcissement est en rapport avec l'étendue du chevauchement.

L'indication est donc triple :

1° Maintenir le pied dans sa rectitude normale ;

2° S'opposer au chevauchement ;

3° Maintenir au fémur sa longueur et sa direction.

Voyons comment les appareils remplissent cette indication.

La première est généralement toujours bien remplie. La tâche du chirurgien est du reste facile à ce point de vue.

Les moyens employés pour réaliser les deux dernières sont rarement suffisants et la preuve en est dans la rareté des fractures de cuisse guéries sans raccourcissement. Voici, autant que nous pouvons en juger, les raisons de cette insuffisance.

Il faut tout d'abord compter avec la puissance des muscles qu'il s'agit de combattre et qui est telle que Malgaigne a pu dire : « Lorsqu'on ne parvient pas à ramener les fragments chevauchés bout à bout, de manière à ce qu'ils s'opposent eux-mêmes à la rétraction des muscles, il est impossible de conserver au membre sa longueur normale, quels que soient l'appareil et la méthode que l'on mette en usage. » (1)

______

(1) *Traité des fractures et des luxations*. — J.-F Malgaigne, 1847, p. 722.

Lorsqu'on a pu mettre les fragments en contact, il faudrait les y maintenir ; sinon l'on s'expose à voir se produire ultérieurement un raccourcissement qui n'existait pas au moment où l'on a placé l'appareil. Pourra-t-on se fier aux appareils usités ? nous en doutons. Il faudrait pour cela une contention bien exacte. Or elle n'existe pas avec la boîte de Baudens ; celle que donnent les appareils de Desault, Gerdy, Boyer ne saurait être comparée à celle que permet d'obtenir un appareil entourant complètement le membre ; dans tous ces appareils, la contention est insuffisante en arrière ; dans la gouttière Bonnet, elle n'existe pas en avant. Du moins, ces appareils ne méritent pas le reproche qu'adresse Nélaton au Scultet, et qu'on peut également adresser aux appareils solidifiables : « Pour contenir les fragments après les avoir réduits, il est nécessaire d'appliquer sur le membre un appareil contentif assez fortement serré ; or, la disposition des muscles de la cuisse est telle que la constriction exercée par l'appareil devient elle-même une cause de raccourcissement. En effet, on peut se représenter tous les muscles de la partie interne de la cuisse comme autant de cordes étendues en ligne droite du pubis et de sa branche descendante à l'extrémité inférieure du fémur : les tours de bandes qui se rapprochent de la racine du membre plient nécessairement ces muscles en les déprimant vers la face interne du fémur, qui n'occupe point, ainsi que nous l'enseigne l'anatomie, le centre de la région, mais son côté externe ; ces muscles, au lieu de représenter une ligne droite, montrent une ligne brisée, par conséquent, leurs deux points d'insertion se rapprochent et l'extrémité inférieure du fémur est attirée vers le bassin. Cet appareil suffit pour les fractures sans déplacement » (1). Dans les appareils dont nous venons de parler, la contention se fait, en dedans, généralement par une attelle qui est droite et ne peut par conséquent repousser la partie moyenne des muscles du côté de l'os.

De plus, il faudrait que l'action des forces extensives et contre-extensives se rapprochât le plus possible de la direction de l'axe du membre. Or, la contre-extension se fait par un lacs qui ne varie guère que par la matière dont il est composé et par la facilité plus ou moins grande avec laquelle le supporte le malade, mais qui maintient le membre obliquement. La gouttière Bonnet, faisant du bassin et des deux membres un tout immobile, remplit beaucoup mieux cette indication ; Hamilton se contente d'élever les pieds du lit, du côté des extrémités inférieures du malade, de dix à quinze centimètres. De cette façon, la contre-extension se fait bien dans l'axe du membre. L'extension se fait en général dans une bonne direction, sauf dans l'appareil de Desault, qu'on n'emploie, du reste, guère que modifié.

Il faut enfin compter avec la douleur que peut déterminer la pression du lacs contre-extenseur sur le périnée, douleur qui peut obliger, à un moment donné, le chirurgien à supprimer la contre-extension, au moins momentanément. Il faut compter aussi avec

(1) Nélaton, *loc. cit.*, p. 413.

l'impatience du malade forcé de rester si longtemps dans le décubitus dorsal, impatience qui peut aussi compromettre la guérison.

L'appareil en zinc, pas plus que les précédents, ne remplit pas toutes les indications à la fois, mais nous croyons qu'il en remplit du moins quelques-unes avec plus de précision.

Tout d'abord, quelles conditions doit remplir un appareil de fracture de cuisse ? Voici ce que dit Boyer à ce sujet :

« 1° L'appareil ne doit pas comprimer les muscles qui passent sur la fracture et dont l'allongement est nécessaire pour la réduction ;

« 2° Il faut que les forces extensives et contre-extensives soient distribuées sur la plus grande surface possible ;

« 3° Que l'action de ces forces se rapproche le plus possible de la direction de l'axe du membre dont l'os est fracturé ;

« 4° Que cette action soit lente et puisse être graduée à volonté et d'une manière presque insensible ;

« 5° Que les points sur lesquels on place les lacs soient suffisamment garnis pour éviter toute compression trop dure ou trop inégale (1). »

De plus, l'appareil devra remplir les trois indications que nous avons énumérées précédemment.

---

(1) Boyer, cité par Guillemin, *les bandages et les appareils à fractures*, 1875.

La première indication a toujours été suffisamment remplie par l'appareil, d'après les observations de M. Raoult-Deslongchamps. Pour que le pied puisse se renverser en dehors, il faudrait que l'appareil tout entier tournât sur la partie supérieure de la cuisse ; or, il est trop serré pour permettre ce mouvement qui, du reste, n'est pas dû à une action musculaire, mais seulement à l'action de la pesanteur.

Les deux autres indications sont remplies par la contention et l'extension qui s'aident l'une l'autre. La contention étant en effet toujours exacte, grâce au resserrement des lacs, le déplacement angulaire trouve un obstacle presque insurmontable. Dans le cas où il se maintiendrait cependant, un fort tampon de coton placé à ce niveau s'y opposerait, et d'autant plus facilement que le membre conserve forcément sa longueur normale à cause de l'attelle représentée par la partie interne de l'appareil : « Pour que les fragments puissent chevaucher et le membre se raccourcir, dit M. Raoult-Deslongchamps, il faudrait, ou que le haut de l'appareil pénétrât dans le bassin, ou que les bandes qui arrêtent le pied se relâchassent, ou bien que le zinc de l'appareil s'infléchît (1). » La première hypothèse est inadmissible ; c'est au chirurgien à veiller à ce que la seconde ne se réalise pas : enfin l'appareil en zinc ne peut s'infléchir, faisant avec le membre, grâce aux lacs, un tout inséparable.

La pression sur le périnée n'est pas douloureuse.

______

(1) Raoult-Deslonchamps, *lot. cit.*, p. 262.

Voilà une affirmation qui paraîtra au moins hasardée lorsqu'on réfléchit à ce qu'endurent quelquefois les malades traités par l'extension continue. Mais les malades de M. Raoult-Deslongchamps, pas plus que celui dont nous rapportons l'observation, ne se sont jamais plaints de douleur au périnée et voici comment on peut expliquer cette absence de douleur. Lorsqu'on se sert de l'extension continue, la force déployée agit sur deux points seulement, la partie inférieure de la jambe, quelquefois le coude-pied, sur lequel ont été fixés les lacs extenseurs, et le périnée qui supporte la contre-extension; cette force devrait être supérieure, ou au moins égale à celle qu'exerce la tonicité musculaire. Elle ne l'est que rarement en réalité (puisque les fractures guéries sans raccourcissement sont assez rares elles-mêmes); et c'est pour ce motif que les appareils à extension continue ne peuvent que diminuer le raccourcissement. Or, dans l'appareil en zinc, lorsqu'il est suffisamment serré, on n'a pas à lutter contre la tonicité musculaire; pour que celle-ci puisse agir, puisse déterminer du raccourcissement, il faudrait que les fragments puissent chevaucher ou former un angle; or, ce déplacement, quand on a pu opérer la réduction, est à peu près impossible avec l'appareil en zinc, parce que la contention est aussi exacte que possible et que les fragments placés bout à bout ne peuvent basculer, étant serrés également de tous côtés.

Pour préciser davantage, supposons un appareil tellement exact qu'il maintienne d'une façon absolue la rectitude de l'os. Quelle sera dans ce cas la pression sur le périnée ? Elle sera nulle. Or l'appareil en zinc se rapproche plus qu'aucun autre de cet appareil idéal ; mais il s'en écartera d'autant plus que l'on négligera davantage de serrer progressivement les lacs, car les fragments trouvent alors latéralement l'espace qui leur est nécessaire pour se déplacer.

L'effort de l'extension est ainsi réduit à son minimum : et de plus il se répartit sur la plus grande surface possible : il agit principalement sur la face dorsale du pied ; il s'exerce aussi par le lacs placé immédiatement au-dessus de la rotule : le genou ne peut remonter sans que le lacs ne remonte avec lui ; or ce lacs est serré, et s'applique sur un appareil conoïde dont la base se trouve du côté de la cuisse. Il ne peut donc remonter que bien peu. Enfin les lacs, en raison de leur action sur l'appareil, répartissent l'extension sur toute la surface du membre. C'est ainsi que se trouve réalisée la deuxième condition demandée par Boyer — La cinquième l'est également. Dans quelle direction agissent les forces ? Si l'appareil est serré suffisamment, les forces se répartissant sur toute la surface du membre agiront évidemment suivant son axe ; si l'appareil n'est pas surveillé, si les lacs se relâchent, les forces agiront suivant une ligne allant de l'ischion à la face dorsale du pied : c'est-à-dire que l'ischion sera pressé de bas en haut et très légèrement de dehors en dedans, et la face dorsale du pied en sens contraire. C'est alors que l'on pourra avoir de la douleur au périnée, des excoriations, des gangrènes superficielles ; encore pour-

ra-t-on prévenir ces accidents dans une certaine mesure en arrondissant largement les dentelures, ainsi
que nous l'avons dit, et en doublant la couche de coton
à ce niveau.

La première et la quatrième condition de Boyer ne
sont pas remplies ; mais il faut remarquer que Boyer
parle des appareils à extension continue, c'est-à-dire
qui opèrent la réduction eux-mêmes, tandis que l'appareil en zinc agit en maintenant la réduction une
fois obtenue.

M. Raoult-Deslongchamps avait une telle confiance dans son appareil qu'il a proposé de faire asseoir
les blessés dès le vingtième jour, et qu'il a pu agir
ainsi chez deux de ses malades qui ont guéri sans
raccourcissement. C'est ainsi qu'a fait du reste
M. Devin, au vingt-troisième jour, chez le malade
dont nous rapportons l'observation.

M. Raoult-Deslongchamps recommande enfin de
couper l'appareil au-dessus du genou, vers le cin-
quante-cinquième jour, et de faire marcher le malade
avec des béquilles.

Dans quelles variétés de fracture du fémur devra-
t-on employer cet appareil ?

La fracture du tiers moyen nous a servi de type pour
notre description : nous croyons avoir démontré que
la gouttière en zinc est un bon appareil pour ce genre
de fracture.

Dans les fractures sus-condyliennes, le déplacement est diversement interprété par les auteurs.
Pour Malgaigne, le fragment supérieur se porte en
avant et le fragment inférieur monte derrière lui

directement, ou bien sur les côtés, et en lui demeurant parallèle, d'après Follin (1). Nélaton pense que l'extrémité supérieure du fragment inférieur attiré par les jumeaux se porte en arrière dans le creux poplité où elle vient faire saillie. Dans ce cas, l'appareil remplirait bien l'indication au moyen d'un tampon d'ouate. Il faudrait un tampon très épais parce que la surface du membre, au niveau du creux poplité, se trouve un peu éloignée de l'appareil. L'ankylose est à craindre à cause du voisinage de l'articulation ; mais en coupant l'appareil vers le quarantième jour au niveau du genou et en supprimant sa partie inférieure, on pourra imprimer des mouvements sans déranger les fragments.

Les fractures des condyles sont très rarement simples ; le plus souvent elles résultent de causes directes et s'accompagnent d'épanchement dans les parties molles ou d'articulation, de plaie, d'esquilles. L'indication principale est de mettre le membre en extension, afin que l'ankylose, si elle se produit, gêne le moins possible les mouvements ; il faudra aussi faire exécuter des mouvements le plus tôt qu'on le pourra, sans gêner la consolidation.

Nous avons essayé de démontrer que l'appareil en zinc était supérieur aux autres, au moins par un point, savoir, que la contention qu'il exerce est aussi exacte que possible. Dans les fractures sous-trochantériennes, il perd naturellement une partie de cet avantage, car les appareils contentifs sont d'autant

(1) Follin. — *Traité élémentaire de pathologie externe*, p. 862.

moins efficaces que le siège de la fracture est plus rapproché du tronc. Ils agiront, en effet, d'autant mieux que les fragments qu'ils enveloppent auront une plus grande longueur ; or, ici, le fragment supérieur est très court. Voilà une première raison pour laquelle nous ne conseillerons pas l'appareil dans les fractures sous-trochantériennes.

De plus, il faut remarquer que le lacs le plus élevé, placé le plus près possible de la racine de la cuisse, se trouvera encore à huit ou dix centimètres du grand trochanter, et que dans ces conditions il n'agira, le plus souvent, que sur le fragment inférieur. Il agira aussi sur le supérieur, mais très indirectement, à distance, par la portion de l'appareil qui se trouve placée au-dessus de lui et qui, d'autre part, est attirée en dedans par le spica qui termine l'appareil, mais cette action n'est pas suffisante. Les fractures sous-trochantériennes seront mieux maintenues par le grand appareil de cuisse que nous allons décrire.

Après l'avoir étudié, nous parlerons des fractures du col et de la méthode de la flexion.

GRAND APPAREIL DE CUISSE

L'appareil que propose M. Raoult-Deslongchamps pour les fractures du tiers supérieur et du col du fémur est construit exactement comme le premier, sauf que les deux digitations supérieures sont remplacées par deux grandes valves qui embrassent le bassin, l'une en avant, l'autre en arrière.

La fig. 5 représente le patron de cet appareil. Les mesures à prendre sont les mêmes que celles du précédent ; le mode d'application est semblable. Nous ne répéterons pas ce que nous avons dit dans le chapitre précédent. Les deux valves sont reliées, du côté opposé au membre malade, par un lacs passant dans les ouvertures qu'elles présentent. On devra les garnir de coton comme le reste de l'appareil. Les lacs seront serrés progressivement.

Cet appareil s'oppose de la même façon que le précédent à la rotation du membre en dehors ; il offre même plus de garantie. Étant construit d'une seule pièce, sa partie inférieure ne peut en effet se déplacer, tourner, sans que la partie supérieure ne se déplace en même temps ; et celle-ci, à cause de la présence des deux grandes valves, n'est pas susceptible de subir un déplacement de ce genre.

Cette gouttière maintient également au membre sa longueur normale, mais non plus par le même mécanisme que la gouttière précédente. Le premier appareil agit par deux moyens : d'une part, en forçant les fragments à rester en contact et dans la rectitude, autant du moins qu'il est possible de l'obtenir, étant donnée l'épaisseur des masses musculaires ; il agit, d'autre part, par l'extension continue due au segment interne ; plus la contention est exactement faite, moins l'extension est pénible. Dans les fractures sous-trochantériennes, la contention sera mieux faite avec le grand appareil qu'elle ne le serait avec le petit ; en effet, l'action des deux valves tend à rapprocher du membre la portion externe de

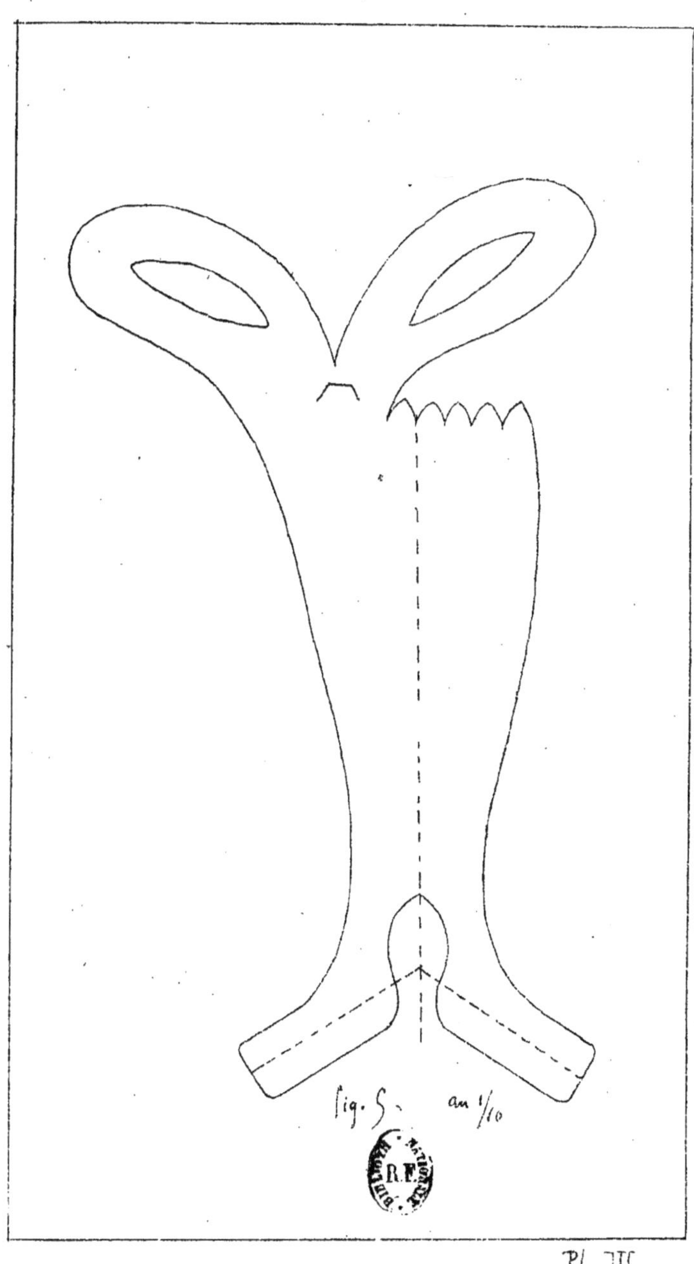

Pl. III

l'appareil et s'opposera, dans une certaine mesure, au déplacement en dehors ; cette action n'existe pas dans le petit appareil ; dans le cas où le déplacement angulaire se ferait en avant (par l'action du psoas, quand la fracture siège près du petit trochanter), la contention sera due à l'extrémité supérieure de l'attelle complémentaire appliquée sur la cuisse. Mais bien que, nous le répétons, la contention soit mieux faite qu'avec l'appareil précédent, il est un fait anatomique qui s'oppose à ce qu'elle soit bien exacte : c'est que le chirurgien n'a que très peu d'action sur le fragment supérieur. Par conséquent, si, avec le petit appareil et dans les fractures de la diaphyse, le chirurgien comptait, pour maintenir au membre sa longueur, surtout sur la contention, avec le grand appareil et dans les fractures sous-trochantériennes, c'est l'extension qui passe au premier plan ; il est donc à prévoir que l'extension sera plus pénible qu'avec la petite gouttière, et que le chirurgien devra surveiller les effets de la pression du côté de l'ischion ; nous ne croyons pas cependant qu'elle puisse jamais être aussi douloureuse qu'elle l'est quelquefois avec les appareils ordinaires. Cette seule réserve faite, nous croyons que la grande gouttière rendra des services dans ce genre de fractures.

Il nous reste à étudier quel est la valeur de cet appareil dans les fractures du col, tâche d'autant plus difficile, que les auteurs que nous avons consultés ne s'accordent guère au sujet des indications à remplir.

Voici ce que dit Goffres à ce sujet (1) : Quand le raccourcissement est porté très loin, quand le pied est fortement dévié en dehors, quand enfin, par la facilité de la réduction, on a lieu de soupçonner que la fracture est sans pénétration, les appareils à extension continue, le membre étant placé dans une position horizontale, nous paraissent le mieux remplir les conditions essentielles d'un traitement rationnel.

Si, au contraire, les fragments sont engrenés, maintenus par le périoste et la capsule, il suffit, d'après Goffres, de mettre le membre dans l'immobilité et d'exercer une pression, de dehors en dedans, sur le fragment inférieur, pour le maintenir appliqué contre le fragment cotyloïdien.

Nélaton émet une opinion un peu différente (2). Il admet dans tous les cas l'extension continue. Pour lui, la gouttière Bonnet est le seul appareil qui réalise complètement toutes les indications de la fracture du col ; à défaut de la gouttière Bonnet, on devrait employer l'appareil de Boyer, ou plutôt l'appareil américain.

Il repousse absolument la méthode de la demi-flexion pour les raisons suivantes : 1° au lieu de placer dans le relâchement tous les muscles qui peuvent concourir au déplacement du fragment inférieur, ainsi que le pensaient Astley Cooper et Dupuytren, elle allonge le grand fessier, et la partie postérieure du moyen et du petit fessier qui attirent

---

(1) Goffres. *Précis iconographique de bandages, pansements et appareils.* Paris, 1859. Cité par Guillemin, *loc. cit.*, p. 381.
(2) Nélaton, *loc. cit.*, p. 396.

àlors ce fragment en arrière ; 2° elle porte le grand trochanter en bas et en arrière, mouvement qui se passe dans le foyer de la fracture, et non pas dans l'articulation ; 3° si le bassin n'est pas soutenu, le jarret supporte une compression douloureuse et dangereuse ; s'il est soutenu, il n'y a pas de contre-extension ; 4° le bassin n'est pas immobilisé. La méthode ne conviendrait que pour les fractures du tiers supérieur lorsque le psoas attire le fragment supérieur en avant ; ou dans les fractures sus-condyliennes, lorsque le fragment inférieur est attiré en arrière.

D'un autre côté, Malgaigne fait remarquer que « lorsque le raccourcissement ne dépasse pas deux ou trois centimètres, il serait inutile et même dangereux de le faire disparaître. » Ayant mis à nu sans trop de désordres une fracture du fémur, il fit exercer une traction méthodique et vit les fragments primitivement unis par la pénétration se séparer, s'écarter l'un de l'autre de sorte qu'il ne restait plus entre eux ni contact ni rapport naturel, et que, dans cet état, la consolidation eût été impossible » (1). Il propose un double plan incliné muni d'une semelle. Follin adopte ce mode de traitement.

Enfin Hamilton, adoptant une opinion mixte, admet l'extension continue pour les fractures intra-capsulaires. Pour les fractures extra-capsulaires, il emploie la rectitude et l'extension modérée, employée seulement comme moyen de contention, et sans lui

____

(1) Follin, *loc. cit.*, p. 904.

donner assez de force pour détruire la pénétration. Il n'est pas toujours facile de faire le diagnostic avec une certitude suffisante.

Il n'entre pas dans notre sujet de discuter l'exactitude des préceptes si différents que nous venons de citer. Nous avons simplement à examiner si l'appareil en zinc est capable de remplir ces indications.

La méthode de la demi-flexion et plus spécialement l'appareil de Malgaigne remplit le mieux, d'après Follin les seules indications que le chirurgien doit se proposer et qui sont de maintenir la position du pied, d'empêcher le raccourcissement de s'accroître, et d'assurer l'immobilité du membre. Or, l'appareil en zinc maintient parfaitement la position du pied et assure l'immobilité du membre. Il sera également propre à empêcher le raccourcissement de s'accroître. Si le chirurgien veut se borner à ce résultat, sans chercher à restituer au membre sa longueur primitive, il suffira de donner à la partie interne de l'appareil la longueur convenable, au lieu de lui donner la longueur du membre sain.

Nélaton préfère la gouttière Bonnet, que nous comparerons en quelques mots à notre appareil. Cette gouttière présente les avantages suivants, ainsi que l'a dit le chirurgien de Lyon (1) lui-même : 1° les courroies disposées de quatre en quatre pouces permettent d'exercer une compression régulière et suffisante, que l'on peut augmenter ou diminuer, et d'examiner facilement le membre ; 2° la rotation du

(1) Bonnet, cité par **Nélaton**, *loc. cit.*, p. 398.

pied en dehors est rendue impossible. — Nous avons
vu que l'appareil en zinc présentait les mêmes faci-
lités ; 3° pour rendre à la cuisse sa convexité et
porter en avant le fragment inférieur, l'appareil présente un creux assez profond pour loger les fesses, et
il fait une légère saillie dans la partie correspondante
de la cuisse. Or, la gouttière en zinc s'arrête au
même niveau que la gouttière Bonnet, et c'est la
compression due à l'appareil lui-même qui repousse
le fragment inférieur en avant ; 4° l'extension est
continue, se fait à l'aide d'un poids ; 5° la contre-extension est assurée par un boudin de peau de chamois
rempli de coton. La gouttière en zinc agit d'une
manière toute différente ; elle ne pratique pas l'extension continue ; le chirurgien ayant opéré la réduction,
la gouttière la maintient ; l'extension complète doit
être faite au moment où l'on ferme l'appareil. A ce
point de vue, qui est capital, on devra préférer l'un
ou l'autre appareil, suivant les indications ; 6° la
gouttière Bonnet borne les mouvements de latéralité
du tronc et gêne la flexion de l'abdomen. Dans la
pensée de M. Raoult-Deslongchamps, sa gouttière
s'oppose aux mouvements du bassin. Elle s'oppose
complètement, en effet, aux mouvements de flexion,
à moins que le malade ne brise la gouttière, qui offre
une résistance assez considérable. Elle peut se briser
cependant, ainsi que nous l'avons vu chez le seul
malade pourvu du grand appareil, que nous ayons
observé, malade très indocile et presque en démence
(sénilité). Quant aux mouvements de latéralité, il est
évident que le malade pourra, quoique assez diffici-

lement, les exécuter, mais ces mouvements se passent surtout dans la colonne lombaire et ne retentissent que faiblement sur le foyer de la fracture, tandis que les mouvements de flexion, qui sont absolument empêchés, se passent surtout dans l'articulation coxofémorale.

Nous pensons que la petite gouttière en zinc présente des avantages marqués sur les autres appareils dans le traitement des fractures du corps et de l'extrémité inférieure ; que le grand appareil rendrait des services dans les fractures sous-trochantériennes, de même que dans les fractures du col avec pénétration, lorsque le raccourcissement n'est pas trop marqué et que l'on veut se contenter de maintenir au membre sa longueur actuelle (alors il faudrait diminuer la longueur de la partie interne de l'appareil). Enfin, dans les fractures intra-capsulaires, dans les fractures sans pénétration, nous ne l'adopterons pas, parce que le chirurgien serait forcé d'allonger le membre avant de le déposer dans l'appareil.

Nous n'avons pas pu nous procurer d'observation concernant le grand appareil ; toutes celles qui suivent concernent le petit appareil de cuisse. Trois d'entre elles sont résumées d'après celles de M. Raoult-Deslongchamps, ainsi que les remarques qui les accompagnent.

OBSERVATION X

Communiquée par M. le médecin-major Devin.)— *Fracture de la cuisse droite à l'union du tiers supérieur avec le tiers moyen.*

Cros, 10 ans. — Le 26 juin, à six heures du soir, le jeune Cros tomba d'un arbre, d'une hauteur de quatre mètres environ, sur un pré. L'accident n'eut pas de témoins et l'enfant ne peut indiquer comment il est tombé. Ses parents accourus à ses cris le transportèrent sur son lit.

M. Devin, appelé le même soir, constata une fracture de l'extrémité inférieure d'un radius (dont nous parlerons à propos de l'appareil destiné à cet os) et une fracture de cuisse siégeant à l'union du tiers supérieur avec le tiers moyen. La pointe du pied était déjetée en dehors. On trouvait à la face externe de la cuisse une saillie très prononcée. Le raccourcissement mesurait six centimètres.

La réduction de la fracture s'opéra sans difficulté. Le pied placé dans la position convenable fut maintenu par le père du blessé, qui, dans un moment d'oubli, lâcha prise. Le déplacement se reproduisit instantanément : le trait de fracture était très oblique de haut en bas et de dehors en dedans. Nouvelle réduction et application provisoire d'un Scultet.

27 juin. — L'enfant n'a pas dormi et a passé une très mauvaise nuit. La souffrance était excessive. L'appareil en zinc est appliqué et l'on recommande au père de l'enfant de serrer les lacs tous les deux jours, ce qu'il a fait, du reste, assez exactement.

4 juillet. — L'enfant ne souffre plus. D'après sa mère la douleur a complètement disparu le jour même de l'application de l'appareil. Il n'a jamais, pendant toute la durée du traitement, ressenti de douleur à l'ischion.

10 juillet. — L'attelle complémentaire est enlevée momen-

tanément pour examiner l'état de la fracture qui est en bonne position ; elle est replacée de suite.

18 juillet. — La fracture semble consolidée, on ne trouve pas le moindre raccourcissement ; dans ces conditions, l'appareil est coupé transversalement au niveau des dentelures internes puis replacé ; l'enfant peut alors s'asseoir facilement sur son lit, l'articulation coxo-fémorale se trouvant libre.

26 juillet. — La gouttière est supprimée. L'enfant ne peut pas encore se servir de béquilles à cause de la fracture de ses deux radius, mais on le porte au dehors sur un fauteuil.

4 août. — Le blessé commence à se servir de béquilles ; puis, huit jours après, d'une canne, qu'il quitte le 15 août. Il marche assez facilement et sans boiter ; la mensuration pratiquée avec soin, à ce moment, permet de constater qu'il n'y a pas de raccourcissement. Le cal est un peu volumineux et allongé.

Le malade a été revu dans les derniers jours de septembre ; il ne conserve guère de traces de sa fracture. Le membre a repris peu à peu sa force et sa souplesse ; plus de raideur dans l'articulation.

REMARQUES. — Ce blessé était sans doute dans de bonnes conditions : jeune, vivant à la campagne, et d'une constitution robuste ; mais il faut considérer qu'en raison de la direction de la fracture, la longueur normale du membre semblait difficile à conserver. Il arrive souvent chez les enfants que les extrémités des fragments sont maintenues en contact par le périoste et que le déplacement angulaire existe seul ; on ne peut admettre ceci pour notre malade, étant donnée l'étendue du raccourcissement constaté au moment de l'accident.

OBSERVATION XI

(D'après M. Raoult-Deslongchamps. — Résumé). *Fracture de cuisse
très oblique en haut du tiers moyen.*

A..., 44 ans, se fractura la cuisse le 10 octobre 1872,
en faisant une chute de deux mètres de hauteur. Il fut
apporté à l'hôpital militaire du Gros-Caillou.

Le membre se trouvait dans la rotation en dehors, dirigé
en dedans de sorte que le talon reposait sur la jambe saine
au-dessus de la malléole interne. La fracture siégeait à la
partie moyenne du fémur. Elle était très oblique de dehors
en dedans, de haut en bas, et un peu d'arrière en avant. Le
chevauchement était de près de sept centimètres.

La réduction fut difficile, et la coaptation resta imparfaite.
Application des bandelettes de Scultet et de l'appareil, avec
des tampons d'ouate sur les extrémités saillantes des deux
fragments. Le blessé éprouva presque de suite un grand soulagement.

15 octobre. — Légère douleur au talon.

25 octobre. — L'appareil est levé. Il n'y a pas de raccourcissement. Le talon présente une petite eschare : pansement
au coaltar saponiné ; la fenêtre talonnière est agrandie.

M. Raoult-Deslongchamps appliquait la gouttière en zinc
pour la première fois ; il crut devoir s'aider de l'extension
continue, qui fut faite par un poids de huit cents grammes.

31 octobre. — Au moment de la visite, on trouve le malade assis sur son lit, ce qu'il faisait depuis plusieurs jours.
Cette tentative n'ayant pas eu de fâcheux résultats, le blessé
est autorisé à s'asseoir dans le fauteuil, à partir du 2 novembre.

10 novembre. — Seconde levée de l'appareil qui est re-

placé ensuite. Le blessé ne peut pas se servir de béquilles, à cause de la longueur de la gouttière.

30 novembre. — Les bandelettes de Scultet ne sont conservées que sur la cuisse. L'appareil en zinc est replacé.

15 décembre. — La gouttière est définitivement enlevée. La marche est aisée avec des béquilles. Pas de raccourcissement. Le blessé qui était soldat, quitta l'hôpital le 21 décembre, et reprit son service après quelques semaines. Pas de claudication.

REMARQUES. — Une cuisse fracturée très obliquement, avec un raccourcissement de sept centimètres, a pu, grâce à cet appareil, être guérie sans douleur, sans séjour permanent au lit, sans raccourcissement. L'eschare du talon n'est pas due à l'appareil, mais à l'inexpérience du chirurgien qui ne l'avait pas rembourré convenablement.

OBSERVATION XII

(Raoult-Deslongchamps. — Résumé.) *Fracture de cuisse très oblique, en haut du tiers moyen, chez un enfant de onze ans.*

La fracture avait été causée par une chute de quatre mètres de hauteur, dans une carrière, le 4 avril 1876. L'enfant passa toute la nuit sans appareil. Le lendemain seulement, la gouttière en zinc fut appliquée, après la réduction qui fut très difficile. La fracture était très oblique, le raccourcissement mesurait huit centimètres, la cuisse était fortement grossie et élargie dans sa partie supérieure. Comme l'appareil, qui n'a pas été fait sur des mesures bien précises, est un peu court, on pratique l'extension continue.

Le 25 avril, l'enfant, très indocile, s'asseoit sur son lit; il éprouve de vives démangeaisons au talon du côté malade et détermine une forte excoriation en le grattant avec l'ongle de l'orteil opposé ; il incline le bassin à gauche, et le siège se trouve comme enfoui dans le lit qui est en plumes. Il faut le redresser, passer une planche sous le lit de plumes.

3 mai. — L'enfant a défait l'appareil et les bandelettes de Scultet ; le raccourcissement se reproduit en partie. On applique de nouveau le Scultet, puis un demi-cylindre de zinc au niveau de la fracture, enfin la gouttière ; le malade s'asseoit sur un fauteuil, la jambe sur une chaise.

1 juin. — L'appareil est enlevé. On laisse seulement le cylindre de zinc.

20 juin. — L'enfant marche et court même, en boîtant un peu. Pas de raccourcissement.

REMARQUES. — L'indocilité du blessé, le défaut de surveillance, l'intervention trop rare du chirurgien, le manque d'un lit convenable, d'un fauteuil à suspension, pouvaient ici faire redouter un insuccès.

OBSERVATION XIII

(Raoult-Deslongchamps. — Résumé.) *Fracture de cuisse presque transversale en haut du tiers inférieur.*

La fracture résultait d'un coup de pied de cheval, qui avait porté un peu au-dessus du genou, chez un jeune homme de 17 ans. L'accident avait eu lieu le 17 octobre 1878.

Le lendemain, le blessé fut examiné par M. Raoult-Deslongchamps, qui constata une fracture transversale, avec forte saillie du fragment inférieur et un raccourcissement de trois centimètres.

L'appareil fut appliqué le 19 octobre seulement.

20 octobre. — Le malade présente de l'arthrite du genou, avec gonflement considérable. Compression graduée.

15 novembre. — L'arthrite a disparu ; l'appareil est enlevé ; on constate que la cuisse ne présente pas de raccourcissement ; on fait exécuter au genou quelques mouvements et la gouttière est remise en place.

Le 50ᵉ jour, l'appareil est définitivement enlevé ; le malade marche avec des béquilles, qu'il quitte vingt jours plus tard. Pas de raccourcissement ni de claudication.

CHAPITRE III

APPAREIL DE LA ROTULE

CONSTRUCTION ET APPLICATION. — Nous décrivons l'appareil de M. Raoult-Deslongchamps sans aucune modification. La fig. 6 en représente le patron. Pour lui donner des dimensions convenables, on mesurera le périmètre du genou au niveau de la partie moyenne de la rotule. C'est la ligne AB. On n'a pas à tenir compte ici de la place occupée par le coton. A ce niveau, l'appareil ne doit pas entourer complètement le genou, mais s'arrêter de chaque côté de la rotule. Dans le sens longitudinal, l'appareil va du tiers inférieur de la jambe au tiers supérieur de la cuisse.

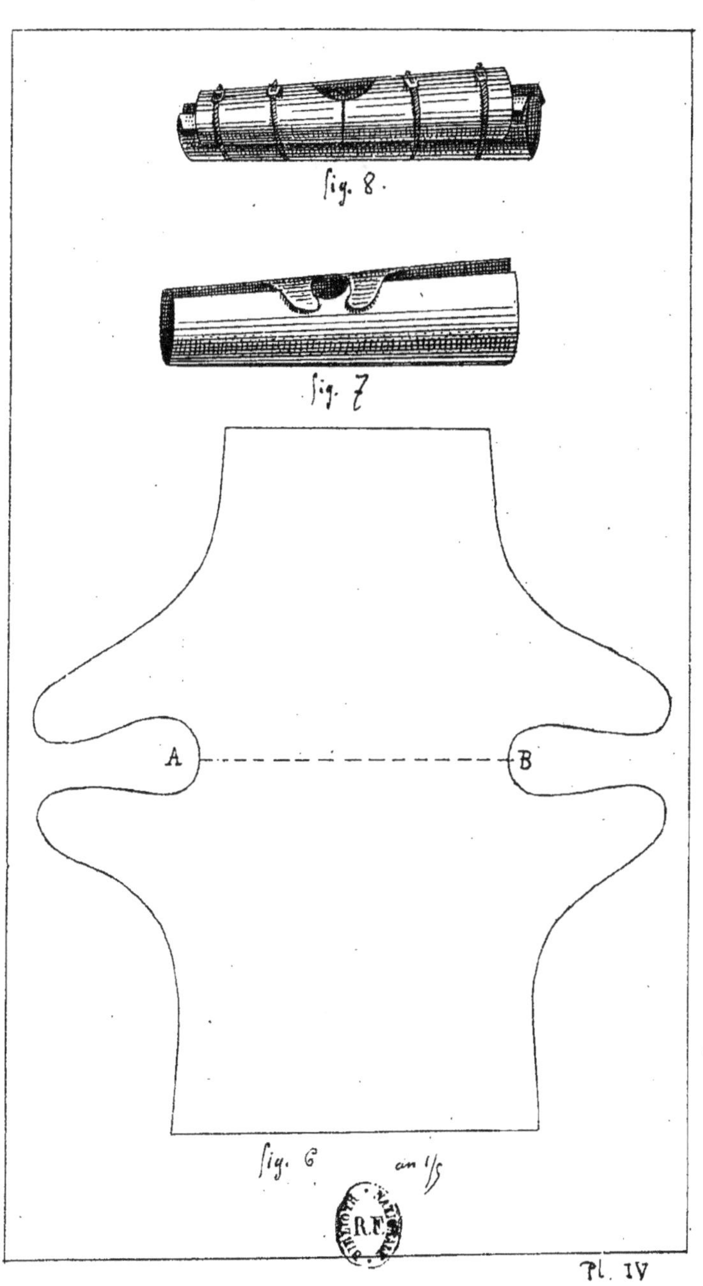

fig. 8.
fig. 7.
A
B
fig. 6
an 1/5
Pl. IV

M. Raoult-Deslongchamps construisait son appareil en zinc n° 13, afin de s'opposer à la flexion du genou. Nous ne croyons pas que ce mouvement soit possible au malade une fois que les lacs sont serrés, et l'on peut se contenter du numéro 11, plus facile à manier.

La gouttière étant courbée en demi-cylindre, une couche d'ouate est placée au niveau du creux poplité ; on en place une seconde au même niveau, mais un peu plus large, afin de garantir les saillies osseuses. Enfin, une couche uniforme, épaisse, tapisse toute la gouttière.

Le chirurgien applique une bande roulée sur le pied et la jambe ; les fragments étant mis en contact et maintenus par un aide, la gouttière est placée sous le membre et serrée jusqu'à ce que les deux ailes supérieures de l'appareil viennent s'appliquer l'une sur l'autre, ainsi que les deux inférieures, comme l'indique la fig. 7. On a soin de placer deux tampons au-dessus et au-dessous de la rotule, sur lesquels viennent s'appuyer les ailes de l'appareil ; ils empêchent que la peau ne soit offensée par le bord des ailerons, et remédient dans une certaine mesure aux défectuosités possibles de l'appareil ; si les ailerons étaient trop éloignés les uns des autres, les fragments ne seraient plus en contact ; les tampons serviraient alors à les rapprocher.

Un lacs est placé sur chacune de ces deux bandes métalliques embrassant la rotule ; deux autres sont placés sur la partie fémorale de la gouttière, et deux sur la partie jambière. Enfin, on termine en appliquant sur la partie moyenne de la rotule, tapissée de ouate, un simple lacs, comme le recommande M. Raoult-Deslongchamps. Il faut alors que le lacs soit très large afin de recouvrir tout l'espace évidé. On peut également se servir, ainsi que l'a fait M. Ribard chez le malade dont nous rapportons l'observation plus loin, d'une petite attelle de zinc serrée par un lacs. Cette partie de l'appareil est importante, car elle s'opposera à la bascule des fragments.

Tel est l'appareil qui a donné à M. Raoult-Deslongchamps deux consolidations sans déformation de la rotule, avec conservation complète des mouvements du genou. Le même résultat a été obtenu chez notre malade.

Il nous semble cependant que cet appareil n'est pas à l'abri de toute critique au point de vue de sa construction. Il est difficile de lui donner sa forme exacte. Si les ailes sont trop rapprochées. il est facile de les exciser ; mais si elles sont trop écartées, l'interposition de tampons de coton ne remédiera pas toujours à ce défaut. Il faut avoir soin également de donner aux échancrures une profondeur suffisante pour que le fond n'arrive pas à serrer la rotule de chaque côté.

Nous avons imaginé un appareil que nous regrettons de n'avoir pu appliquer, mais qui nous semble éviter ces inconvénients, et dont la construction est moins délicate. Il présente en outre un avantage dont nous aurons à parler plus loin.

Cet appareil se compose de trois attelles (fig. 8). Celle dans laquelle reposera le membre présente la

même longueur que celle de M. Raoult-Deslongchamps ; sa largeur est égale au périmètre du
membre, diminué de un quart et que l'on mesure au
niveau du tiers supérieur de la cuisse, et de la partie
moyenne de la jambe.

Les deux autres sont suffisamment larges pour
s'imbriquer sur la première, et la longueur de chacune est inférieure de quatre à cinq centimètres à la
moitié de la longueur de la gouttière. En d'autres
termes, ces deux attelles ajoutées bout à bout auraient
huit à dix centimètres de moins que la grande attelle
postérieure.

L'une d'elles est destinée à maintenir le fragment
inférieur ; elle sera placée sur la partie antérieure
de la jambe ; l'autre maintiendra le fragment supérieur et sera appliquée sur la cuisse. Chacune d'elles
présente une échancrure emboîtant une des moitiés
de la rotule. Par leur extrémité opposée, ces deux
attelles se fixent facilement à l'attelle postérieure de
la façon suivante. Le membre étant placé dans la gouttière, les fragments rapprochés, et les deux attelles
placées, on serre les lacs ; pendant qu'un aide maintient les attelles, des encoches de un à deux centimètres sont pratiquées sur les bords de la gouttière,
au niveau du bord supérieur de l'attelle fémorale, et
du bord inférieur de l'attelle de jambe. On courbe
en dehors les petites bandes de zinc détachées par
les traits de ciseaux, et les attelles se trouvent immo-
bilisées comme la fig. 8 le montre. On pourra ainsi
fixer ces attelles exactement dans la position voulue.

Quel que soit l'appareil dont on se sert, les lacs

doivent être serrés progressivement. Le malade se lève sur le fauteuil dès que la douleur a disparu. S'il survient du gonflement, M. Raoult-Deslongchamps conseille de desserror simplement les lacs ; si la douleur persiste encore après une heure il faut enlever l'appareil et le replacer après quelques instants.

L'appareil a été enlevé le trente et unième jour et le quarante-deuxième chez les malades de M. Raoult-Deslongchamps : le trente-quatrième chez celui de M. Ribard.

DES APPAREILS EN ZINC DANS LES FRACTURES DE LA ROTULE

Les moyens à employer pour maintenir les fragments en contact sont les suivants, d'après Hamilton.

1° Rapprocher le fragment inférieur du supérieur par l'extension de la jambe sur la cuisse ;

2° Assurer l'immobilité du genou ;

3° Relâcher le triceps par la flexion de la cuisse et surtout par l'extension de la jambe ;

4° Rapprocher les fragments par une pression directe.

Les trois premières indications sont toujours bien remplies et facilement du reste, mais les moyens employés pour rapprocher les fragments sont rarement suffisants.

Les appareils destinés aux fractures transversales de la rotule peuvent être divisés en trois groupes, avec Malgaigne.

a) Les appareils *à pression circulaire* ont pour objet d'embrasser plus ou moins exactement le contour de la rotule. Parmi ceux-ci nous trouvons : l'attelle d'Albucasis perforée au centre pour recevoir la rotule ; l'anneau de Purmann, formé de fils de fer tordus ensemble et garnis d'une double enveloppe de cuir ; le pileolus de Meibomius, qui était taillé sur la rotule saine et construit probablement en liège. Ces appareils sont complétement délaissés.

b). Les appareils à *pression parallèle* sont assurément préférables. Ce sont ceux qui agissent sur chaque fragment en pressant parallèlement à l'axe du membre.

« La première machine construite dans ce sens fut imaginée par un mécanicien de Leyde, nommé Muschenbroeck, décrite par Solingen, rapportée en France par Blein, et aussitôt copiée par Arnaud, qui lui donna son nom. Telle qu'Arnaud l'avait modifiée, elle consistait en une gouttière de tôle ou de fer-blanc placée sous le jarret, munie d'une fenêtre afin d'humecter cette partie au besoin, et de rebords latéraux percés de trous en écrous assez rapprochés. Deux larges plaques concaves munies de rebords et de trous analogues s'appliquaient, l'une au-dessus, l'autre au-dessous de la rotule, et se rapprochaient à l'aide de leurs trous latéraux qui répondaient à ceux de la gouttière inférieure et que l'on y maintenait à l'aide de vis. Il va sans dire que le membre était préalablement muni de compresses pour éluder les inconvénients de la pression (1). »

(1) Malgaigne, *loc. cit.*, p. 762.

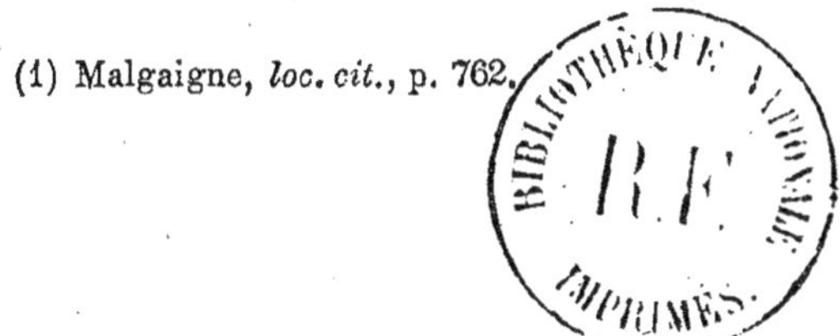

Ainsi que le dit Malgaigne, cette machine est la première en date, et elle est le type sur lequel ont été calqués tous les autres appareils. Elle ressemble beaucoup à notre dernier appareil par sa matière et forme; c'est pour ce motif que nous avons cité la description qu'en donne Malgaigne.

Les appareils à pression parallèle sont de deux sortes. Les uns ne maintiennent que le fragment supérieur, tel est celui d'Astley Cooper, formé d'un bracelet de cuir entourant la cuisse au-dessus du fragment supérieur, et attiré en bas au moyen d'une lanière formant étrier. A. Cooper admettait en effet, avec Pott, que le fragment inférieur était immobile.

Les autres agissent sur les deux fragments, tels sont les appareils de Fontan (de Chazelles), celui de Lonsdale. On peut faire rentrer dans le même groupe les griffes de Malgaigne et les appareils qui en sont dérivés, comme ceux de Rigaud (de Strasbourg), Bonnet, Berenger Féraud et les fourchettes de Valette, qui semblent bien préférables aux appareils précédents, par la facilité qu'elles offrent de pouvoir agir en tous sens et par conséquent de maintenir la coaptation avec une grande exactitude. Enfin, ceux de U. Trélat, de Verneuil.

c) Les appareils à *pression concentrique* pressent de bas en haut et de haut en bas, sur le contour de chaque fragment (appareils de Boyer, de Baudens, de Laugier, de Morel-Lavallée).

Malgaigne, examinant la valeur de ces appareils, écarte tout d'abord les appareils à pression circulaire, qui sont insuffisants, et les appareils à pression parallèle unique, qui reposent sur un principe faux. L'impuissance des autres, dit-il, tient à diverses raisons : « La rotule n'offre pas, à l'extérieur, de saillies assez fortes pour prêter à ces appareils des points d'appui suffisants. Le tendon des extenseurs ne s'insère pas en arrière du rebord rotulien, mais bien plutôt en avant, puisque plusieurs de ses fibres passent par-dessus la rotule même, et il en est ainsi du ligament qui lui fait suite. Il faut donc déprimer fortement l'un et l'autre, pour creuser au-dessus et au-dessous de l'os, deux gouttières où les courroies s'enfoncent et s'arrêtent. Or, la traction des muscles tend incessamment à effacer ces gouttières, à relever les courroies au niveau de la face antérieure de la rotule, et à les faire glisser, faute de prise ; que si une striction énergique nous met à l'abri de ce danger, à l'instant même, il en naît un autre que je crois avoir été le premier à signaler.

« C'est qu'en déprimant le tendon dans le creux sus-condylien d'une part, et le ligament d'autre part, dans la dépression qui sépare le fémur du tibia, on fait basculer forcément les fragments en arrière, de telle sorte que les surfaces fracturées s'écartent forcément en avant. On peut bien ainsi les ramener au contact, mais ce contact est partiel, et il reste limité au bord postérieur de la fracture, et il reste en avant un intervalle tellement prononcé, que la peau s'y enfonce quelquefois..... Cette bascule des fragments n'est jamais si prononcée que quand la fracture occupe la partie moyenne de l'os.

« Enfin, il reste à signaler un dernier inconvénient qui avait échappé aux observateurs. La courroie inférieure agit assez régulièrement sur le sommet de la rotule qui se trouve sur la ligne médiane ; mais la supérieure presse sur la base de l'os qui est coupée obliquement, de telle sorte que son extrémité externe dépasse de près de un centimètre le niveau de l'extrémité interne. La pression est donc plus forte en dehors qu'en dedans, le rapprochement plus exact, la réunion plus solide.

« Avec ces appareils, on n'obtient, le plus souvent, qu'une réunion fibreuse, par défaut absolu de contact, et quand on arrive à procurer ce contact, il demeure généralement imparfait à la partie antérieure de l'os et à sa partie interne (1). »

L'appareil en zinc ne peut être exposé aux mêmes critiques. La constriction qu'exercent les lacs est largement suffisante pour empêcher le fragment supérieur de passer sous l'attelle, comme il pourrait le faire avec les appareils non métalliques dont nous venons de parler. Avec l'appareil de Lonsdale, celui de Fontan (de Chazeilles), cet inconvénient est évité ; mais les fragments sont exposés à basculer, ce qui n'est pas à craindre avec l'appareil en zinc muni de la petite attelle prérotulienne dont nous avons parlé.

Desault professait qu'il fallait non seulement agir sur les fragments, mais encore comprimer les muscles extenseurs pour neutraliser leur action. Il se servait d'une bande roulée. Au point de vue de cette

(1) Malgaigne, *loc. cit.*, p. 766.

indication particulière nous préférons le second appareil de rotule que nous avons décrit à celui de M. Raoult-Deslongchamps, avec lequel la partie antérieure de la cuisse est à nu. Il est vrai que cette indication peut être remplie par deux attelles complémentaires, ainsi que l'a fait M. Ribard.

Notre dernier appareil n'est pas non plus passible d'une objection présentée par Malgaigne, à savoir, que la pression sur le fragment supérieur est plus forte en dehors qu'en dedans. On pourra en effet donner à l'échancrure de l'attelle supérieure, l'inclinaison nécessaire pour que la rotule soit également pressée. Ceci n'est pas possible avec l'appareil de M. Raoult-Deslongchamps ; le resserrement des lacs fait progresser les ailerons de dehors en dedans ; si le bord en contact avec la rotule n'est pas transversal, ou bien les fragments seront moins bien maintenus à la fin du traitement qu'au commencement, ou bien au contraire, ils seront de plus en plus comprimés.

L'appareil en zinc maintiendra mieux les fragments que les griffes de Malgaigne, pour une raison qu'expose leur inventeur lui-même. Les fibres du tendon rotulien dans lesquelles s'accrochent les pointes (car elles ne vont pas jusqu'à l'os), peuvent suppurer aux points touchés, et laisser échapper les griffes.

Nous croyons donc que les appareils en zinc laminé rempliront bien les indications exigées par les fractures de la rotule. Mais il est une complication contre laquelle tous les appareils sont impuissants. Ce qui rend si difficile la formation d'un cal osseux, c'est le voisinage de l'articulation, d'où la constance presque absolue d'un certain degré d'inflammation articulaire, et l'écartement des fragments, et cet écartement est dû lui-même à l'épanchement sanguin ou séreux, traumatique ou inflammatoire. « L'écartement, dit Malgaigne, diminue presque dans la même proportion que la fluctuation. » C'est contre cette complication si gênante, quand elle n'est pas dangereuse, que l'on a proposé divers moyens : les fomentations d'eau blanches (Gosselin), les larges vésicatoires (Guyon, Tillaux), la ponction simple (Voillemier, Broca, Labbé), la ponction suivie d'injection phéniquée (Schede).

Dans le cas où le gonflement est peu accusé, on peut, à l'exemple de M. Raoult-Deslongchamps, appliquer l'appareil de suite. Dans le cas contraire, on ne ne devrait, d'après Malgaigne, l'appliquer qu'après que l'inflammation aurait suffisamment diminué. Cependant, on peut placer la gouttière en zinc immédiatement, mais à condition de ne s'en servir tout d'abord, que comme appareil immobilisant et de n'agir que plus tard sur les fragments.

Dans les observations qui suivent, l'appareil employé est celui de M. Raoult-Deslongchamps.

OBSERVATION XIV

(Personnelle.) — *Fracture transversale et verticale de la rotule.*
Trois fragments.

Garel, François, cavalier au 19ᵉ dragons, 21 ans. Ce malade présente sous le maxillaire inférieur des deux côtés, mais surtout à droite, la cicatrice de ganglions suppurés ; ces abcès se sont répétés, d'après le malade, depuis l'âge de huit ans jusqu'à dix-huit.

Le 23 janvier 1884, étant au manège, son cheval mordit celui qui se trouvait devant lui. Celui-ci lança une ruade qui atteignit Garel au genou gauche. Il put arrêter son cheval et mettre pied à terre, mais il ressentit alors une violente douleur au genou et serait tombé sans l'assistance d'un camarade. L'accident était arrivé à sept heures du matin. On transporta le malade, à une heure, à l'hôpital militaire, où l'appareil fut placé de suite par M. Ribard.

Voici quelles étaient les lésions que l'on constate à ce moment. Le genou, gonflé et très douloureux, présente une petite plaie contuse de cinq à six millimètres de diamètre, siégeant au niveau du bord inférieur de la rotule. L'augmentation de volume de l'articulation ne permet pas de sentir bien nettement s'il y a fracture. M. Ribard fait sur la sonde cannelée un débridement préventif de quatre centimètres environ, de bas en haut. Le doigt introduit alors au fond de la plaie permet de reconnaître une fracture en étoile présentant trois fragments : on trouve un trait de fracture horizontal avec un écartement de quatre à cinq millimètres ; le fragment supérieur est lui-même partagé en deux par un trait vertical. On applique un pansement antiseptique et l'appareil en zinc recouvre le tout. La douleur se calme le même jour. Le lendemain, le membre peut être secoué sans douleur aucune.

24 janvier. — Le malade reste levé toute la journée sur le fauteuil à tabouret, la jambe allongée. Il a bon appétit ; pas de fièvre.

16 février. — Il marche avec des béquilles et peut appuyer le pied sur le sol. L'appareil est toujours en place.

22 février. — On peut fléchir le genou à angle droit sans déterminer aucune douleur. Le malade peut se tenir debout sans l'aide de béquilles.

26 février. — L'appareil est enlevé. On applique simplement une bande roulée et du coton. La marche est facile à l'aide de béquilles. La plaie est cicatrisée. Au niveau du trait de fracture, on trouve une légère dépression linéaire. Les fragments sont parfaitement soudés.

13 mars. — Le malade marche avec une simple canne, monte et descend les escaliers.

5 avril. — Garel sort guéri. Tous les mouvements de l'articulation sont conservés. Le genou est revenu à son volume normal. La rotule ne présente aucun épaississement.

Garel rentre à son régiment.

Remarques. — Le malade est resté près de deux mois et demi à l'hôpital, mais il faut remarquer qu'il devait reprendre en sortant un travail pénible, et qu'il importait, par conséquent, de le garder plus longtemps qu'on ne l'aurait fait pour un malade ordinaire. Dès le trente-quatrième jour, la consolidation était suffisante, ainsi qu'on l'a vu, pour lui permettre de marcher et de descendre dans les cours.

La consolidation s'est faite avec cette dépression linéaire signalée par M. Raoult-Deslongchamps chez ses malades. La rotule n'est pas élargie, ni hypertrophiée, ce que l'on voit souvent avec d'autres méthodes de traitement.

Enfin, il est à remarquer que le malade avait quitté son lit dès le lendemain de l'accident.

OBSERVATION XV

(Raoult-Deslongchamps. — Résumé.) *Fracture transversale de la rotule gauche.*

Mlle S..., 69 ans, fit une chute le 2 octobre 1879 ; son genou fléchi porta sur un pavé ; elle ne put se relever et fut transportée sur son lit. M. Raoult-Deslongchamps constata une fracture transversale avec un écartement de trois millimètres. Application d'un bandage de Scultet, puis de l'appareil en zinc, le jour même de l'accident. On déshabille ensuite la malade sans qu'elle ressente aucune douleur. Un peu de fièvre pendant la nuit.

Le 4e jour, mouvement fébrile. L'épanchement soulève la rotule, dont les fragments ne sont cependant pas disjoints. Les lacs sont desserrés légèrement. La douleur et la tension diminuent. Elles ont cessé complètement le 15e jour.

25e jour. — On enlève l'appareil pour panser, au glycérolé d'amidon, un érythème de la cuisse. Le tout est réappliqué (Scultet et gouttière).

30e jour. — La malade commence à marcher avec des béquilles.

42e jour. — On enlève la gouttière, et le bandage de Scultet le 46e jour. Les fragments sont solidement soudés, avec une dépression linéaire au niveau de la fracture. La rotule paraît seulement un peu plus épaisse que l'opposée. Application d'une bande roulée sur le genou.

55e jour. — Suppression de la bande et des béquilles. On essaye de fléchir le genou, ce qui se fait assez facilement.

60e jour. — La flexion arrive à l'angle droit.

La malade, revue quelques mois plus tard, ne boite pas.

Elle ressent seulement quelques douleurs dans le genou par les temps froids.

OBSERVATION XVI

(Raoult-Deslongchamps. — Résumé.) Fracture de la rotule droite à sa partie moyenne, par coup de pied de cheval.

A..., élève officier à l'école de cavalerie, âgé de 25 ans, reçut, le 6 mai 1881, un coup de pied sur le genou droit. Il tomba et ne put se relever. Il fut transporté à l'hôpital.

A son arrivée, on constata une fracture transversale de la rotule, avec un écartement de deux centimètres et un épanchement marqué. Application d'un bandage de Scultet et d'une gouttière pour immobiliser l'articulation.

Le lendemain, les fragments ne sont pas exactement en contact, la douleur est intense et l'épanchement considérable.

10e jour. — Le membre est mis à nu. Peu de gonflement, mais les fragments sont encore écartés de un centimètre. On les remet en contact et on replace un bandage de Scultet et un appareil en zinc n° 13. Sur la rotule, une compresse repliée en plusieurs doubles est maintenue par un lacs à boucle. Le malade passe ses journées dans un fauteuil à partir de ce moment.

12e jour. — Les bandelettes sont coupées au niveau du genou seulement, afin de laisser la rotule à découvert.

20e jour. — Les fragments glissent l'un sur l'autre et se déplacent suivant l'épaisseur. Quelques petits tampons d'ouate remédient à ce désordre.

30e jour. — Le blessé marche avec des béquilles en appuyant le pied sur le sol.

23 juin (37e jour). — L'appareil est supprimé. La rotule offre absolument les mêmes dimensions que l'opposée. Elle présente une petite dépression linéaire. Le genou peut être fléchi à 15° environ; la douleur empêche d'aller plus loin,

CHAPITRE IV

APPAREIL DU BRAS

CONSTRUCTION ET APPLICATION. — Cet appareil, construit en zinc n° 11 est à peu de chose près le même que celui de M. Raoult-Deslongchamps. Il a paru utile d'ajouter des dentelures analogues à celles de l'appareil de cuisse aux points qui doivent être en contact avec le creux de l'aisselle et le pli du coude. Les deux valves ont été écartées, afin de mieux embrasser le moignon de l'épaule.

Les mesures à prendre sur le malade sont les suivantes :

1° Périmètre du bras que l'on diminuera de un quart ;

2° Longueur du bras à sa partie interne, depuis le bord inférieur du tendon du grand pectoral jusqu'au niveau du pli du coude. Cette dimension sera diminuée de deux ou trois centimètres afin d'éviter de blesser le pli du coude ou l'aisselle. C'est la longueur BC (fig. 9). On donnera à la ligne AB une longueur à peu près égale, un peu plus grande cependant.

L'appareil est un peu plus large à sa partie supérieure, où le membre est un peu plus volumineux généralement.

L'appareil étant coupé on le courbera de telle sorte que sa partie inférieure soit à peu près cylindrique, en laissant cependant entre ses bords un espace libre que recouvrira une attelle complémentaire.

Les deux valves seront repliées à leur extrémité supérieure sur une longueur de deux à trois centimètres, afin de fournir un point d'appui à la bande qui fixera l'appareil. Elles formeront par leur rapprochement une 'sorte de gaîne qui se moulera sur l'épaule ; on repliera les dentelures comme nous l'avons indiqué pour la cuisse.

Avant d'appliquer l'appareil, M. Raoult-Deslongchamps conseille d'entourer le membre d'un bandage roulé allant de la main à l'aisselle. L'engorgement œdémateux qu'elle est destinée à prévenir ne présente pas de dangers, d'après Nélaton, et se dissipe en un jour ou deux ; il est vrai que Nélaton parle d'appareils qui ne compriment peut-être pas le membre aussi fortement que le zinc ; chez le malade que nous avons observé, le gonflement de l'avant-bras a disparu dans la journée. Nélaton va plus loin et pense que la liberté des mouvements est plus vite rétablie lorsque le membre n'a pas été entouré par une bande. Nous adopterions volontiers l'opinion de Hamilton qui pense que la bande roulée, par ses dérangements continuels, sa pression inégale, est plutôt capable de produire le gonflement œdémateux que de le prévenir.

L'appareil étant garni de coton, sa partie inférieure, demi-cylindrique, est placée de manière à envelopper le bras. La réduction est opérée alors tout aussi facilement que si le membre était à nu,

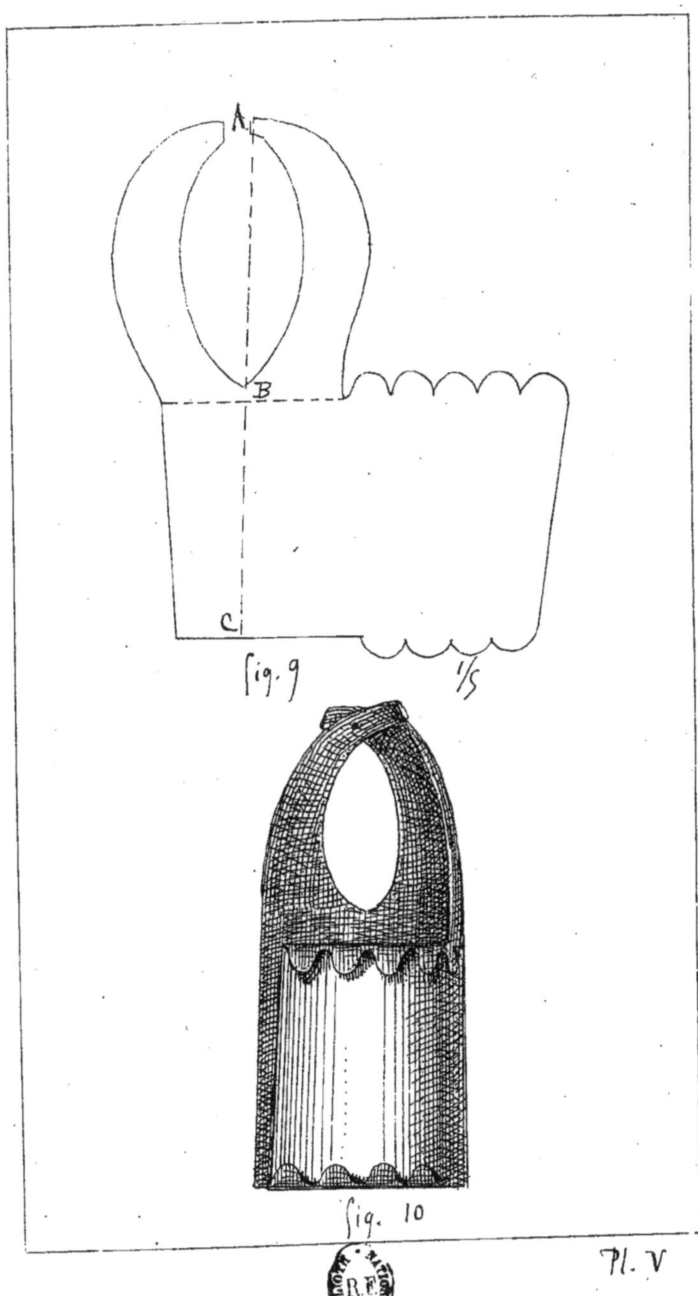

A
B
C
fig. 9
1/5
fig. 10

grâce à l'espace libre qui existe entre les bords
de l'appareil. Ensuite, tandis qu'un aide maintient
la gouttière fermée, le chirurgien place l'attelle complémentaire, et serre les lacs, au nombre de trois.
Cette attelle, s'engageant sous les dentelures en haut
et en bas, ne peut pas blesser le pli du coude ni
l'aisselle.

Les deux valves supérieures sont appliquées sur
l'épaule, où elles sont assujetties par une bande qui
passe sous l'aisselle du côté sain et s'engage sous les
crochets qui terminent ces deux branches montantes.

Les lacs sont serrés progressivement et, comme
dans les fractures de jambe, c'est l'exactitude de la
contention qui, ici également, permet d'imprimer
toute sorte de mouvements au membre, sans que le
blessé ressente aucune douleur.

« La douleur, résultat du traumatisme et de l'irritation des tissus par les fragments, cesse aussitôt
pour ne plus revenir. Le blessé reste levé toute la
journée. Il peut marcher, se promener et vaquer à
toutes ses affaires au bout de peu de jours ; il peut
même écrire en reposant l'avant-bras sur la table.

« Les soins réclamés par cette fracture sont
presque nuls. Ils se bornent à resserrer les liens pour
forcer l'appareil à suivre le retrait du bras, et à
veiller à ce que les bords supérieur et inférieur ne
blessent ni l'aisselle ni l'avant-bras, ce que l'on évite
en les garnissant suffisamment d'ouate. Dès le dixième
jour, j'imprime de temps en temps des mouvements
au bras pour maintenir la mobilité de l'articulation
scapulo-humérale ; j'étends l'avant-bras, et je le

laisse pendre le long du corps. Bientôt le blessé fait ces mouvements lui-même et reste, à sa convenance, le membre allongé ou fléchi supporté par son écharpe (1) ».

M. Raoult-Deslongchamps conseille de lever l'appareil le quarantième jour, et de placer une bande roulée pendant quelques jours.

DE L'APPAREIL EN ZINC DANS LES FRACTURES DU BRAS

Nous ne nous occuperons ici que des fractures du corps et de l'extrémité supérieure de l'humérus. Celles de l'extrémité inférieure seront examinées dans le chapitre consacré à l'appareil du coude.

Dans les fractures de la diaphyse, le déplacement est généralement peu considérable, et lorsqu'il est réduit, il a peu de tendance à se reproduire. Mais la consolidation est souvent lente à se faire, et c'est l'os qui présente le plus de pseudarthroses. Pour Ad. Richard (2), il serait nécessaire, afin de prévenir les fausses articulations, d'immobiliser le bras contre le tronc. Le chirurgien pourra bien, avec notre appareil, adopter cette manière de faire, mais il faut réfléchir que cette gouttière donne une contention très exacte, et nous croyons, d'après les observations de M. Raoult-Deslongchamps et les nôtres que

(1) Raoult-Deslongchamps, *loc. cit.*, p. 310.
(2) Ad. Richard. *Pratique journalière de la chirurgie*, 1868. Cité par Guillemin.

cette immobilisation du bras est inutile avec l'appareil en zinc, surtout si, comme l'a dit Tillaux, la fréquence de la pseudarthrose est due à ce que les extrémités fracturées sont séparées par du tissu musculaire.

Les fractures de la diaphyse sont quelquefois très obliques et très difficiles à maintenir. C'est dans ces cas que l'on peut employer les appareils à traction continue, tels que celui de Bonnet; il est très compliqué et, à cause des différences de taille, il ne s'applique pas indifféremment à tous les blessés. Il présente cependant sur quelques autres, comme celui de Clarck, l'avantage de ne pas exercer la traction avec un poids gênant pour le malade. Ces appareils sont tous compliqués, gênants, coûteux, et il faut se rappeler ce que dit Malgaigne, à propos de l'appareil de Lonsdale (à traction continue) : « Que le chirurgien ne perde jamais de vue que l'extension permanente est une ressource toujours dangereuse, souvent inutile, et qui exige dans son application beaucoup de réserve et de vigilance (1) ». Il serait difficile de construire l'appareil en zinc d'après les mêmes principes que celui de cuisse. On ne peut songer, en effet, à prendre un point d'appui dans l'aisselle, quelque faible que soit la pression. Mais au moins l'appareil immobilise et maintient les fragments aussi bien que possible, et il pourra suffire dans beaucoup de cas.

Les fractures de l'extrémité supérieure de l'humé-

(1) Malgaigne, *loc. cit.*, p. 541,

rus se divisent en deux classes : extra-capsulaires et intra-capsulaires. Elles présentent des différences bien tranchées au point de vue du traitement et du pronostic.

Dans les fractures extra-capsulaires (parmi lesquelles se trouvent celles du col chirurgical), le déplacement est généralement le suivant : l'extrémité supérieure du fragment inférieur est attirée en dedans par le grand pectoral, le grand dorsal et le grand rond (ou simplement par la direction du choc, d'après quelques chirurgiens), pendant que le fragment supérieur se porte en dehors sous l'influence des muscles qui s'insèrent à la grosse tubérosité. On pourra facilement maintenir la réduction au moyen d'un coussinet de ouate; ce coussinet pourra se placer de deux façons différentes suivant la situation du trait de fracture. Si la fracture se trouve assez loin de l'articulation, près des insertions du grand pectoral, le segment interne pourra arriver jusqu'à son niveau, et l'on pourra placer le coussinet de coton dans l'appareil même, comme le faisait Desault. Si la fracture siège plus haut, le coussinet se placera dans l'aisselle, plus haut que l'attelle interne. Dans les deux cas, on devra fixer le bras contre le tronc, afin d'immobiliser le fragment inférieur qui se déplacerait sur le supérieur. Hamilton recommande, en outre, que l'écharpe qui soutient l'avant-bras n'aille pas jusqu'au coude afin d'éviter le chevauchement des fragments.

Dans les fractures intra-capsulaires (fracture du col anatomique, des tubérosités), le déplacement est si variable, et quelquefois si bizarre, qu'il est impossible de poser des règles de conduite en face d'une lésion de ce genre. Le déplacement est même souvent impossible à reconnaître. On ne peut qu'immobiliser sans espérer de pouvoir mettre les fragments dans une position convenable. L'appareil en zinc ne réussira ici pas mieux que tout autre appareil.

OBSERVATION XVII

(Communiquée par M. le docteur Sainclair). — *Fracture de l'humérus gauche, à deux centimètres du col chirurgical.*

H..., vieillard de 70 ans environ, vivant dans l'indigence, non alcoolique pourtant, me fait appeler à la fin de janvier. Cinq jours auparavant, il est tombé sur l'épaule gauche, et depuis ce moment, le membre est dans l'impuissance la plus absolue. Pansé d'abord par un rebouteur, il éprouva les jours suivants de si vives douleurs qu'il se décida à me faire appeler.

A mon arrivée, je constate une fracture transversale de l'humérus gauche à deux ou trois centimètres au dessous du col chirurgical, avec crépitation et mobilité anormale, sans déplacement de la tête de l'os. Tous les mouvements communiqués sont possibles.

J'applique l'appareil de M. Raoul-Deslongchamps, en recommandant au malade lui-même de serrer les lacs à mesure que le membre diminuera de volume.

Cet homme garda son appareil deux mois, et, au bout de ce temps, il fit encore usage d'une écharpe. Le bras que j'examinai huit mois plus tard, est parfaitement consolidé. Le cal est sans difformité, mais les mouvements sont restés

limités dans leur amplitude. Le malade se sert de son bras
sans pouvoir cependant le porter sur sa tête. L'absence de
toute déformation du squelette me fait penser qu'il s'agit là
d'une ankylose limitée par inactivité articulaire trop longtemps prolongée.

Remarques. — Quoique le trait de fracture fût
placé très haut, et que le blessé fût presque aban-
donné à lui-même, la consolidation a été obtenue
dans d'assez bonnes conditions, par la seule action
de l'appareil. La raideur articulaire résulte du repos
prolongé auquel le membre a été condamné.

OBSERVATION XVIII

(Personnelle). — *Fracture de l'humérus droit au tiers supérieur et
des sixième et septième côtes du même côté.*

Juge Léon, employé de chemin de fer, 38 ans. — Le
1er août 1884, en traversant la voie, pendant une manœuvre
de wagons, Juge fut pris entre deux tampons qui le heurtèrent,
l'un sur la face antérieure du bras gauche, l'autre en arrière
sur le bras droit et le côté droit du thorax, de telle sorte qu'il
tourna sur lui-même et fut rejeté violemment en dehors du
train. Il tomba sur la voie.

Relevé aussitôt et conduit à l'hôpital (service de M. Duchamp), on constata une forte contusion du bras gauche, et
une plaie contuse légère de la main du même côté; à droite,
fracture de la sixième et de la septième côtes à leur partie
moyenne, et fracture de l'humérus droit au tiers supérieur.
Cette dernière lésion s'accompagnait d'une contusion considérable, avec ecchymose occupant toute la partie supérieure
du bras et gonflement considérable. — La douleur, fort vive,

s'étendait de l'épaule au coude, sans localisation limitée.
Nous laisserons de côté les autres lésions dont le malade est
porteur, pour ne parler que de la fracture de l'humérus.
M. Duchamp applique de suite (1ᵉʳ août) l'appareil en zinc.
Le malade se sent considérablement soulagé et le soir même
il ne ressent plus que de l'engourdissement du bras.

16 août. — Le malade se plaint de douleur à l'aisselle,
causée par l'attelle complémentaire qui remonte trop haut.
Cette attelle est coupée à sa partie supérieure et replacée
immédiatement.

Le coude est le siège d'un gonflement assez fort, malgré
le bandage roulé de la main et de l'avant-bras.

1ᵉʳ septembre. — L'appareil est supprimé (31 jours après
l'accident). La direction générale du bras est bien conservée,
et l'humérus parfaitement droit ; le cal est assez volumineux,
très allongé.

Deux jours après, le gonflement de la main, de l'avant-bras
et du coude a complètement disparu, et le blessé ne ressent
plus rien au siège de la fracture. Ce malade n'est sorti que
le 15 octobre à cause de points douloureux dans la poitrine
(contusions, fracture de côtes).

REMARQUES. — La guérison a été obtenue en trente
jours ; l'appareil une fois appliqué, il a suffi de resserrer les lacs de temps en temps.

OBSERVATION XIX

(Comuniquée par M. le docteur Hœmmerlin, d'Epinal). *Fracture de
l'humérus à la réunion du tiers supérieur avec le tiers moyen.*

Mᵐᵉ Léonard, habitant le hameau du Saut-le-Cerf, près
d'Epinal, âgée de 81 ans, très affaiblie par suite d'une grave
entérite, voulut se lever de son lit le 11 août 1884, et fit une
chute qui détermina une fracture du bras droit.

Le même soir, à son arrivée auprès de la malade, M. le D^r Hœmmerlin constata une tuméfaction considérable du membre blessé (22 centimètres de circonférence pour le bras droit et 14 seulement pour le bras gauche) ; la crépitation est manifeste et la mobilité anormale est facilement perçue ; l'humérus est fracturé à la réunion du tiers moyen avec le tiers supérieur.

Des compresses résolutives, une forte couche de ouate bien serrée par une bande, et l'immobilisation du membre par une écharpe, furent pour le moment les seuls moyens employés.

Vers la fin du mois, l'état général s'étant amélioré et le gonflement ayant à peu près disparu, M. Hœmmerlin se préoccupait de la confection d'un appareil en rapport avec le grand âge de la malade ; il songeait à un brassard de cuir rigide et muni de boucles pour le resserrer à volonté ; M. Ribard, alors à Epinal, lui proposa l'emploi de l'appareil en zinc laminé.

Cet appareil fut appliqué le 1er septembre et valut à la patiente un soulagement immédiat. Il lui fut alors possible de soulever son bras et de lui faire exécuter sans douleur des mouvements assez étendus.

Les lacs ont été resserrés par la petite-fille de la malade, qui, malgré son inexpérience à ce sujet, a parfaitement suffi à ce rôle.

M. Hœmmerlin n'a revu la malade que le 19 septembre, jour où l'appareil a été définitivement supprimé. La fracture est consolidée en bonne position, les mouvements du membre sont faciles ; il existe seulement un peu de raideur du coude qui d'ailleurs a disparu depuis.

Remarques. — Ce cas est intéressant à plusieurs titres : l'âge de la malade, son état de santé, l'application tardive de l'appareil, une seule visite du médecin, l'inexpérience de l'entourage, toutes ces

conditions défavorables n'ont pas empêché ce succès,
dû manifestement à la seule valeur de l'appareil.

CHAPITRE V

APPAREIL DU COUDE

CONSTRUCTION ET APPLICATION. — L'appareil du
coude est celui de M. Raoult-Deslongchamps, que
nous reproduisons sans aucune modification. La
fig. 11 représente le patron de cet appareil, qui sera
construit en zinc n° 11. La seule mesure qu'il soit
utile de prendre est le périmètre du bras à sa partie
moyenne. Ce périmètre, diminué de un quart, constitue la ligne A B de notre patron. A l'aide de la
figure, ou d'un patron de grandeur naturelle on
construira aisément le reste sans qu'il soit nécessaire de prendre d'autres dimensions.

Les échancrures qui se trouvent de chaque côté
doivent être dès angles droits. C'est de cet angle que
dépendra l'angle de flexion de l'appareil.

La gouttière étant taillée sera courbée de façon à
obtenir un demi-cylindre, puis coudée à angle droit,
comme le montre la fig. 12. On préparera de plus
deux petites attelles qui fermeront la gouttière en

avant, l'une sur le bras, l'autre sur l'avant-bras. Sur chacune de ces attelles on aura soin de retrousser le bord correspondant au coude.

La gouttière sera tapissée d'une couche d'ouate suffisante, munie de tampons de coton si c'est nécessaire, et comme nous l'indiquerons. Enfin, elle sera serrée par quatre lacs, dont deux à la portion brachiale et deux sur l'avant-bras.

DE L'APPAREIL EN ZINC DANS LES FRACTURES DU COUDE

Nous examinerons successivement les fractures de l'extrémité inférieure de l'humérus, et celles de l'extrémité supérieure des os de l'avant-bras.

Les fractures de l'extrémité inférieure de l'humérus peuvent détacher toute l'épiphyse ou seulement un des condyles. Dans les fractures sus-condyliennes, le déplacement est dû au triceps qui attire en haut le fragment détaché : l'olécrâne se porte en arrière tandis que la partie supérieure du même fragment fait saillie en avant ; les appareils doivent combattre ce déplacement, et de plus, à cause de l'ankylose possible, il est nécessaire de mettre le coude à angle droit, et de faire exécuter des mouvements avec précaution dès le dixième ou douzième jour. La plupart des appareils maintiennent bien la position ; la plupart sont très suffisants pour maintenir les fragments. Boyer se servait de deux attelles coudées, l'une antérieure, l'autre postérieure.

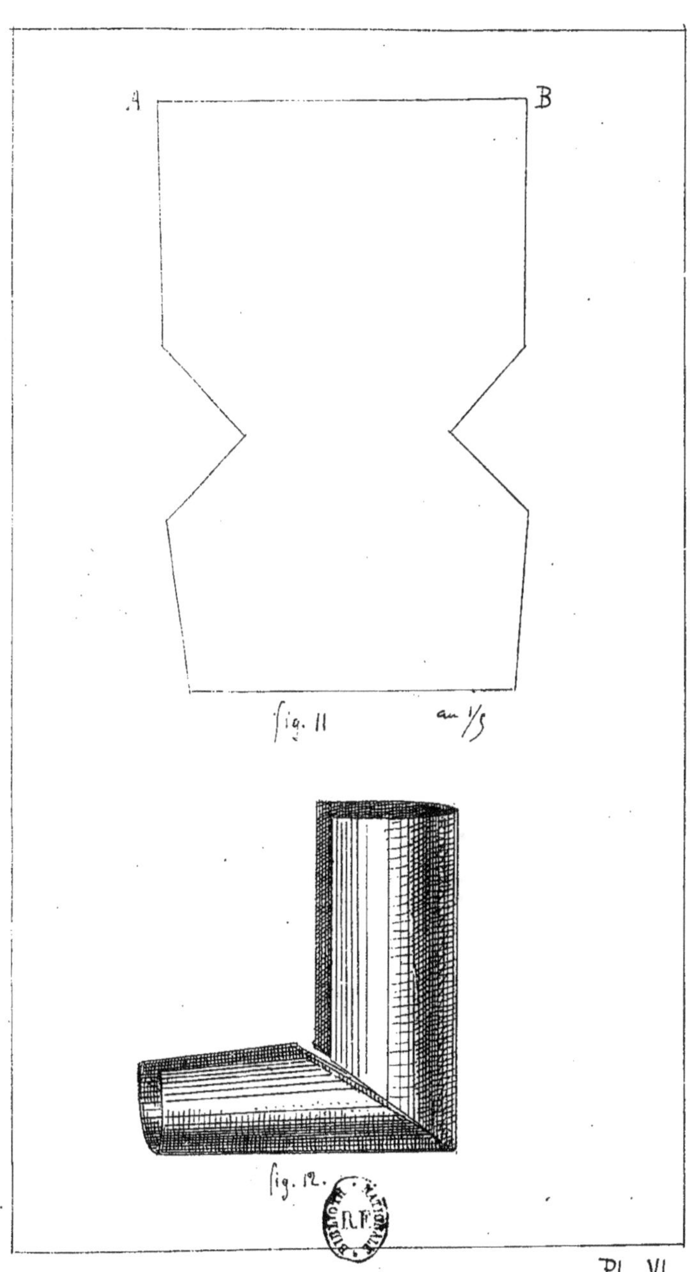

fig. 11   au 1/5

fig. 12.

PL. VI.

Cooper ne plaçait qu'une attelle coudée, elle occupait la face postérieure du membre, tandis qu'une attelle droite s'appliquait sur la face antérieure du bras. Mais lorsque l'on veut faire exécuter des mouvements, il est nécessaire d'enlever les appareils.

Hamilton décrit des gouttières coudées qui ne présentent pas cet inconvénient, et qui offrent une certaine ressemblance avec l'appareil en zinc : ce sont des gouttières demi-cylindriques en bois, en feutre ou en cuir, qui se réunissent à l'aide de charnières, en formant un angle auquel le chirurgien donne l'ouverture qu'il juge nécessaire ; les deux gouttières peuvent être fixées dans toutes les positions intermédiaires entre la flexion et l'extension complètes, à l'aide de moyens différents pour chaque appareil.

Voici le jugement qu'Hamilton porte sur ces gouttières: « Les attelles angulaires munies de charnières ont l'avantage de permettre de modifier à volonté le degré de flexion du membre et de conserver une certaine mobilité dans l'articulation sans déranger la fracture ni enlever l'appareil ; mais la portion intermédiaire qui réunit les deux pièces principales de l'attelle dans les appareils de Day et de Rose les complique et rend difficile une application convenable des bandes roulées. Elles sont en outre passibles de l'objection déjà faite à l'emploi des attelles angulaires non articulées, à savoir qu'on peut rarement les faire s'accommoder aux irrégularités de forme du bras, du coude et de l'avant-bras» (1). L'appareil en zinc nous

(1) Hamilton, *loc. cit.*, p. 305.

semble éviter ces objections ; ces attelles ne peuvent servir qu'à fixer le coude dans une position voulue, mais ne peuvent pas maintenir les fragments, elles soutiennent un appareil déjà appliqué ; il est vrai qu'elles permettent de fixer l'angle du bras avec l'avant-bras dans une position quelconque, mais c'est là un mince avantage; pourvu que l'appareil permette d'exécuter quelques mouvements, l'indication sera suffisamment remplie.

Quant aux fractures des condyles ou de l'épitrochlée, elles n'exigent en général qu'une bande roulée sur le coude fléchi à angle droit, avec des attelles en carton, pour rendre l'appareil plus solide (Nélaton). L'appareil en zinc les maintiendra facilement.

Nous doutons que l'appareil en zinc puisse rendre les mêmes services dans les fractures de l'olécrâne ; cette épiphyse est attirée en haut par le triceps ; ce mouvement est peu étendu, étant borné par les ligaments allant de l'olécrâne à l'humérus ; il est plus apparent encore que réel, car l'écartement est dû surtout à ce que la demi-flexion porte le cubitus en bas et en avant ; lorsqu'on remet le bras en extension, le déplacement diminue toujours et disparaît complètement très souvent (Follin) ; toutes les fois (Nélaton). L'immobilisation des fragments n'est donc pas très difficile, si l'on place le membre en extension ; mais, d'autre part, il faut prévoir l'ankylose et les conséquences de celle-ci seraient singulièrement aggravées, si le membre était en extension ; que si, d'autre part, le membre est en flexion, les appareils employés n'ont pas assez de force et l'on aura un cal fibreux plus souvent encore qu'avec l'extension modérée.

Il semble que l'extension complète est préférable. Tel est l'avis de Malgaigne : « Il faut se garder de l'ankylose, tout en cherchant à assurer la consolidation et non abandonner le soin de la consolidation en prévision de l'ankylose ». Hamilton préfère aussi l'extension. D'après lui, la fatigue est moindre pour le blessé, et c'est le seul moyen de mettre le triceps en relâchement. Il ne craint pas l'ankylose et n'admet la flexion que dans le cas où les complications, la gravité du traumatisme pourraient faire craindre la rigidité de l'articulation.

Nélaton est d'un avis différent : pour les cas où les désordres ne sont pas de nature à amener une ankylose presque fatalement, il recommande « non pas l'extension complète, qui est très difficile à supporter, mais une position voisine de l'extension, qui aura pour avantage de diminuer l'étendue de la portion fibreuse intermédiaire aux deux fragments, et qui permettra quelquefois une consolidation osseuse ». L'appareil qu'il décrit agit exactement comme pourrait le faire l'appareil en zinc, en plaçant des coussinets de coton dans l'appareil ; mais il est plus compliqué. Si l'on se servait de la gouttière en zinc, nous croyons que l'on devrait mettre le membre dans la position recommandée par Nélaton, et placer un fort tampon de coton à la partie postérieure du coude, sur le sommet de l'olécrâne. Si le membre était placé à angle droit, la partie postérieure de la gouttière repousserait l'olécrâne du côté du cubitus, plus directement qu'avec l'extension modérée, mais l'appareil serait-il assez puissant, à ce niveau, pour s'opposer au triceps? L'observation de M. Raoult-Deslongchamps semble le prouver. (Obs. XXIII.)

Nous croyons que l'appareil rendra des services dans les fractures de l'extrémité inférieure de l'humérus, plutôt que dans celles de l'olécrâne. La flexibilité du zinc permettra de donner à la gouttière toutes les positions intermédiaires à la flexion et à l'extension, sans pouvoir cependant dépasser la flexion à angle droit. Le chirurgien pourra donc faire exécuter à l'articulation des mouvements suffisants pour prévenir l'ankylose. Il pourra même le faire plus tôt qu'avec les appareils ordinaires, vers le dixième ou douzième jour, car le foyer de la fracture (humérale), sera toujours bien immobilisé pendant que l'avant-bras se fléchira et s'étendra. Quand ces manœuvres auront été répétées un certain nombre de fois, la gouttière se rompra au point où ses deux portions se réunissent. Si cette rupture se produit tardivement, on pourra conserver seulement la portion humérale de la gouttière; sinon, il faudra, comme le recommande M. Raoult-Deslongchamps, réunir les deux parties avec du fil de fer recuit. Ceci n'empêchera pas au malade d'exécuter de légers mouvements ; mais, comme il sera alors au vingt-cinquième ou trentième jour de son accident, ces mouvements, limités d'ailleurs, n'auront pas le danger qu'ils offriraient au début du traitement.

OBSERVATION XX

(Personnelle) — *Luxation du cubitus en arrière ; fracture intra-articulaire de la trochlée humérale gauche*

Garraud Claude, soldat au 38ᵉ régiment d'infanterie, 22 ans.

Le 20 février 1884, Garraud sautait un fossé de deux mètres de largeur, précédé d'une haie de deux pieds de haut. Il put le franchir, mais comme il était sur le point de retomber en arrière, son capitaine, qui se trouvait à côté de lui, voulut le saisir par le bras droit pour empêcher sa chute ; ce mouvement rejeta Garraud à gauche : il tomba, et le choc porta exclusivement sur la paume de la main. Il ressentit une douleur assez vive au coude. L'avant-bras était en pronation forcée. L'officier témoin de l'accident exerça des tractions sur le membre et remit l'avant-bras en place. Le blessé, portant son fusil en bandoulière, rentra à la caserne à pied, la main en écharpe dans sa veste. Il resta quatre jours sans vouloir aller à la visite. Il n'y avait pas d'ecchymose, mais le coude était gonflé et très douloureux.

25 février. — Le malade entre à l'infirmerie. On porte le diagnostic de luxation du cubitus en arrière (réduite), et contusion du coude. Application de compresses imbibées d'eau blanche.

28 février. — Le malade entre à l'hôpital. A ce moment on ne constatait qu'un gonflement considérable. Les mouvements imprimés à l'avant-bras étaient très douloureux, mais l'empâtement de la région empêchait de reconnaître tout déplacement ou mobilité anormale. M. Ribard applique l'appareil en zinc pour immobiliser le coude et faire reposer l'articulation pendant quelques jours.

5 mars. — La douleur persiste. Toutefois le gonflement a

diminué, et un examen attentif permet alors de reconnaître une fracture de la trochlée. Le trait de fracture est très-oblique et s'étend de l'articulation du coude à cinq centi-mètres environ au-dessus de l'interligne ; en suivant le bord interne de l'humérus, il est presque possible d'isoler le frag-ment. — On réapplique le même appareil.

12 mars. — La consolidation est très-avancée, mais comme les mouvements du coude sont très-limités, on sup-prime la portion antibrachiale de l'appareil et on conserve seulement la portion humérale, qui a l'avantage d'immobili-ser le fragment, tout en permettant des mouvements étendus. Pour prévenir l'ankylose, l'appareil restant appliqué, on imprime en effet tous les jours des mouvements de flexion et d'extension à l'avant-bras.

3 avril. — Les mouvements de flexion dépassent l'angle droit. L'extension est encore incomplète. La consolidation est terminée; le cal peu volumineux. L'appareil est supprimé.

28 avril. — Le malade sort de l'hôpital pour aller en convalescence. Il existe encore de la raideur articulaire, mais qui disparaîtra probablement par l'exercicn. Le malade part pour Bourbonne-les-Bains le 15 mai, et reprend son service à son retour, le 16 juillet.

REMARQUES. — Cette fracture, quoique intra-arti-culaire, a guéri sans laisser d'infirmité consécutive. L'ankylose a pu être évitée sans compromettre la consolidation.

OBSERVATION XXI

(Résumée d'après M. Raoult-Deslongchamps). — *Luxation de l'avant-bras gauche en arrière, compliquée de fracture du radius au des-sous de la tubérosité bicipitale.*

M. Thiroux, 42 ans, fit une chute de cheval, le 8 janvier 1878, et tomba sur le côté gauche. Il présentait une luxation du coude en arrière. On sentait de la crépitation manifeste en haut du radius ; le fragment supérieur faisait en avant une saillie qui augmentait pendant l'extension. — Bandage roulé, demi-flexion, lotions résolutives après réduction de la luxation.

Le gonflement augmente pendant les quatre jours qui suivent ce qui oblige à lever deux fois l'appareil.

Le 12 janvier, application de l'appareil en zinc ; le bras étant en demi-flexion, M. Raoult-Deslongchamps applique un cinquième lacs sur le fragment supérieur du radius. Extension graduelle, puis flexion, sans douleur ni déplacement des fragments.

Le 22 janvier, la bande roulée est devenue trop lâche ; l'appareil est enlevé, puis replacé.

27 janvier. — Le malade quitte l'hôpital. Il fait lui-même des mouvements de flexion et d'extension, communiqués par la main libre.

10 février. — L'appareil se rompit dans la portion intermédiaire et fut supprimé. La flexion ne pouvait dépasser l'angle droit ; l'extension avait conservé son amplitude. Les mouvements de pronation et de supination produisaient un bruit de frottement dû au contact du cal avec le cubitus. Ce bruit avait disparu quelques mois après et M. Thiroux se servait de son bras comme auparavant.

OBSERVATION XXII

(Résumée d'après M. Raoult-Deslongchamps). — *Fracture de l'humérus gauche à deux travers de doigt de l'articulation du coude.*

Le 21 mars 1878, Vervaerde, soldat au 32ᵉ de ligne, fit une chute dans un escalier et tomba sur le coude gauche. Il présentait le même soir, entré à l'hôpital, les symptômes suivants : gonflement léger du membre, douleur très vive dans la région du coude, plus prononcée à deux travers de doigt au-dessus du pli articulaire, mobilité anormale en ce point et crépitation très nette ; augmentation du diamètre antéro-postérieur du bras à son extrémité inférieure. Il s'agissait d'une fracture transversale, et oblique de bas en haut et d'avant en arrière ; le fragment inférieur faisait saillie en arrière. Application de l'appareil.

La douleur, calmée d'abord, reparaît les jours suivants par suite de l'arthrite. Le gonflement étant peu considérable, l'appareil n'est pas enlevé.

5ᵉ jour. — La douleur ayant disparu et le gonflement diminué, on pratique doucement l'extension du coude, qui n'est replacé en demi-flexion que le soir. Même manœuvre les jours suivants.

10ᵉ jour. — L'appareil est remplacé par un autre dont la partie brachiale remonte beaucoup plus haut.

38ᵉ jour. — L'appareil est supprimé. La fracture est consolidée sans déplacement. L'extension complète est possible ; la flexion ne dépasse pas l'angle droit. — Bains, mouvements modérés du bras.

16 mai. — Le malade part en congé de convalescence et revient le 15 août avec une ankylose incomplète à 45°, due à ce qu'il n'a exécuté aucun mouvement. — Bains de vapeur, douches, massage. Le blessé ayant terminé son temps de service part le mois suivant dans un état bien moins satisfaisant que celui où il se trouvait le 16 mai.

C'est à l'incurie seule du blessé que l'on peut attribuer ce fâcheux résultat, étant donné l'état du malade au moment de la levée de l'appareil.

OBSERVATION XXIII

(Résumée d'après M. Raoult-Deslongchamps). *Fracture transversale de l'olécrâne gauche avec plaie non pénétrante.*

Reff, cavalier de manège, 42 ans, fait une chute sur le coude gauche, le 22 novembre 1878. — M. le Dr Motty constate le lendemain une fracture de l'olécrâne. — Gouttière en zinc.

25 novembre. — L'appareil est bien supporté. Le blessé se lève et tient son bras pendant le long du corps.

30 novembre. — Flexion et redressement sans douleurs vives.

2 décembre. — Première levée de l'appareil. Le fragment olécrânien ne s'est pas déplacé. Le blessé fait des mouvements de flexion et d'extension sans vives douleurs. On les répète chaque jour jusqu'à la fin du traitement.

8 décembre. — La gouttière se brise. On place des fils de fer en guise de charnières.

20 décembre. — Levée définitive. Aucun déplacement, et pas de déformation. — Le malade peut reprendre son service le 1er février.

CHAPITRE VI

APPAREIL DE L'AVANT-BRAS

CONSTRUCTION ET APPLICATION. — L'appareil de M. Raoult-Deslongchamps se compose d'une gouttière allant du coude à l'extrémité inférieure de l'avant-bras, embrassant le bord cubital du membre, ou le bord radial, suivant que la fracture intéresse l'un ou l'autre des deux os. Elle est recourbée une première fois pour embrasser un des bords du membre, et présente de plus deux courbures en sens inverse de manière à présenter à la face palmaire et à la face dorsale de l'avant-bras deux gouttières dont la portion convexe presse les parties molles intermédiaires aux deux os, et tend à s'enfoncer dans l'espace interosseux des deux côtés. Le membre est placé en supination et soutenu par une écharpe.

Dans cette gouttière, la main n'étant pas soutenue devra s'incliner du côté cubital du membre. De là, résulteront des tiraillements qui n'ont peut-être pas une influence bien marquée sur la consolidation, à en juger par les résultats qu'a obtenus M. Raoult-Deslongchamps, mais qu'il est bon cependant de supprimer. D'ailleurs, le procédé qu'emploie M. Ribard ne constitue pas une complication. Il consiste simplement à prolonger le bord cubital de la gouttière jusqu'au niveau de l'extrémité inférieure du métacarpe.

Dans la fig. 13, la portion NP qui doit envelopper la partie supérieure du membre est nécessairement plus longue que l'opposée MO qui se trouvera près du poignet. Ceci résulte de la forme conoïde de l'avant-bras.

On remarquera de plus qu'il n'est pas symétrique par rapport à la ligne médiane AB qui suit le fond de la gouttière. L'appareil servira pour l'un ou l'autre membre, selon qu'on le pliera suivant l'une ou l'autre de ses faces. Le patron représenté par la fig. 13 servirait pour le bras gauche (en supposant qu'on relève ses bords de chaque côté). On voit que la face palmaire du patron est moins allongée que l'opposée, afin de ne pas offenser le pli du coude : la partie gauche enveloppant la face dorsale de l'avant-bras arrivera jusqu'au coude.

Les lignes MN, OP représentent le fond des gouttières interosseuses. Elles ne sont pas parallèles ; l'espace qui les sépare augmente à mesure que l'on se rapproche du coude, en raison de la forme conoïde de l'avant-bras. On devra, du reste, avoir égard à la forme du membre, au moment de dessiner le patron. Si l'avant-bras se rapproche de la forme cylindrique, comme il arrive chez les femmes et les enfants, on devra diminuer la distance NP ; si l'on a affaire à un sujet bien musclé, chez lequel l'avant-bras revêt plutôt la forme conoïde, on devra, au contraire, l'augmenter.

L'appareil est échancré à l'extrémité de ces deux lignes et cette particularité est en rapport avec la longueur de l'espace interosseux, qui n'occupe guère que les quatre cinquièmes de la longueur du membre. Nous avons réduit la longueur de la gouttière interosseuse dorsale, de manière que les deux gouttières soient égales.

Lorsque l'appareil est taillé, on le courbe d'abord suivant les deux lignes qui représentent le fond des gouttières interosseuses, et ensuite en sens inverse, suivant la ligne AB; on devra le courber fortement, de manière à être obligé d'écarter les deux bords l'un de l'autre au moment de placer l'appareil; la gouttière doit être fixée d'elle-même au membre (fig. 14).

L'appareil sera tapissé d'une épaisse couche uniforme de coton. Ici, les tampons sont inutiles. La main et le poignet sont enveloppés d'une bande roulée. Le membre est placé en supination ou en demi-pronation, et repose dans la gouttière par son bord cubital. Enfin, on termine en serrant l'appareil par trois lacs.

Il est facile de voir que ces lacs tendent à rapprocher l'un de l'autre les bords de l'appareil et, par conséquent, à détruire les gouttières interosseuses. Plus les bords de l'appareil seront élevés, plus cette déformation sera à craindre; d'un autre côté, s'ils ne débordent pas le membre, les lacs appuieront sur le radius et le repousseront vers l'espace interosseux. Pour éviter ce double écueil, il faut que les bords de l'appareil dépassent très légèrement le côté radial du membre et que le zinc employé soit suffisamment

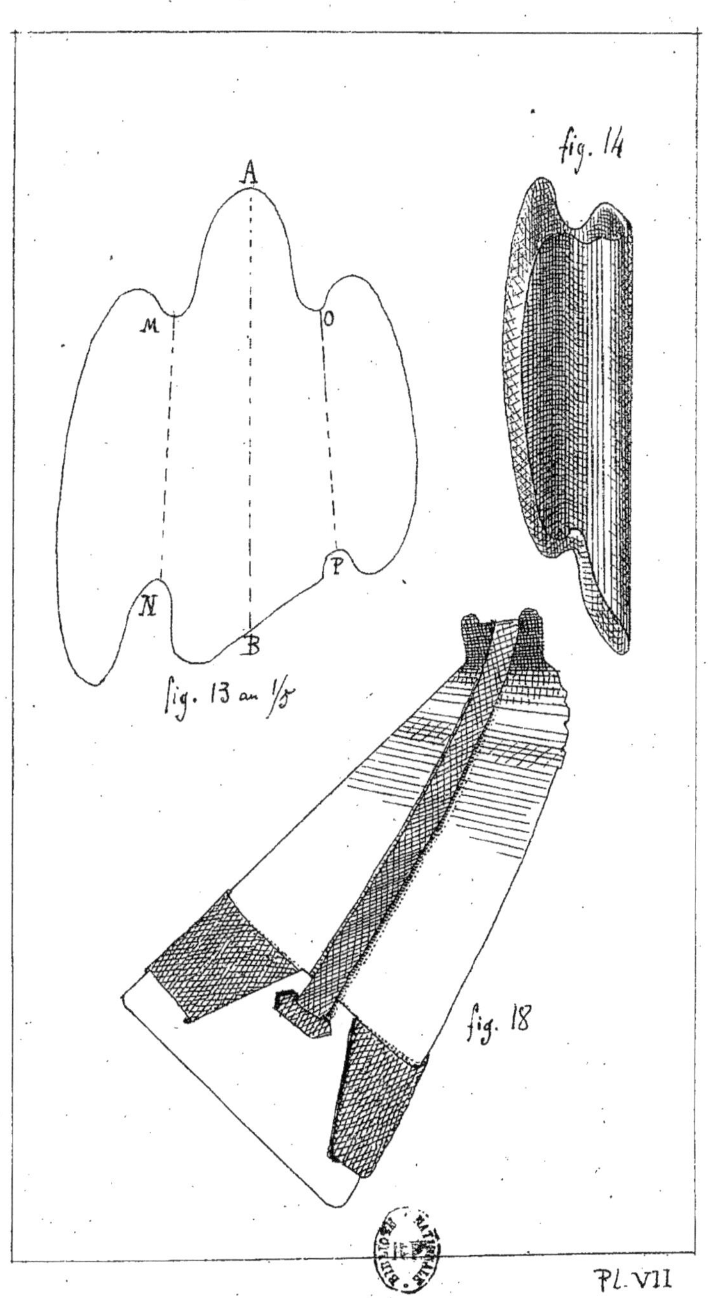

Pl. VII

fort. Il nous semble que le numéro 14 dont s'est
servi M. Ribard serait bien préférable aux numéros 11 et 12 que conseille M. Raoult-Deslongchamps.

DE L'APPAREIL EN ZINC DANS LES FRACTURES DE L'AVANT-BRAS

Le déplacement est constamment le même dans les
fractures de la partie moyenne de l'avant-bras.
Comme les fragments ne peuvent s'écarter à cause
du ligament interosseux ; comme, d'autre part, ils
sont attirés l'un vers l'autre par l'action de muscles
rotateurs, ils ne peuvent se déplacer qu'en se portant vers l'axe du membre.

L'indication est donc toujours la même : il s'agit de
rétablir l'espace interosseux. Elle est bien remplie
par les appareils que l'on a employés jusqu'à présent,
mais ils présentent presque tous le même défaut :
« En employant le bandage circulaire avec compresses, les chirurgiens, dit Mayor, semblent avoir
enfermé le membre dans un cylindre et attiré les os
l'un vers l'autre, pour pouvoir ensuite mettre toute
leur ingéniosité à la recherche des moyens susceptibles d'amener de nouveau leur séparation (1). »
Mayor critique ainsi la méthode qui consistait à entourer l'avant-bras d'une bande roulée avant de pla-

(1) Mayor, cité par Hamilton.

cer les compresses graduées. Mais on peut faire le
même reproche à l'appareil de J.-L. Petit et Duver-
ney, à l'appareil ordinaire avec attelles et compresses
graduées, avec cette différence que le chirurgien
commence par séparer les deux os par les compresses
graduées, et que la bande roulée, qui enveloppe le
tout, agit ensuite en sens inverse en serrant l'avant-
bras dans le sens du diamètre radio-cubital. Pour
remédier à cet inconvénient, Nélaton, après Boyer,
recommanda d'accumuler un nombre de compresses
suffisant pour que le diamètre dorso-palmaire du
membre soit plus large que son diamètre radio-cubital, parce que « le bandage roulé exerce sa pression
la plus forte dans le sens du plus grand diamètre du
membre. » Cette manière de faire pourra tout au plus
diminuer la pression dans le sens transversal, mais
non pas la supprimer.

Il était bien plus simple, et surtout beaucoup plus
efficace de suivre le conseil de Pouteau, dont l'appareil, à ce point de vue particulier, était bien mieux
compris. Voici en effet la description qu'en donne
Malgaigne (1) : « L'appareil de Pouteau consiste en
deux rouleaux de linges ou d'étoupes de la longueur
de l'avant-bras, et d'un pouce au moins de diamètre.
Ces deux rouleaux sont placés à nu sur la peau, fixés
par un bandage circulaire *très peu serré*, et sur
chacun d'eux on applique une petite planchette ou
attelle en bois, *un peu plus large* que l'avant-bras.
On remplit avec du linge ou des étoupes les vides

(1) Malgaigne, *loc. cit.*, p. 592.

que ces deux attelles laissent entre leurs bords, et l'on fait sur le tout des circulaires beaucoup plus serrés que les premiers. »

On ne peut adresser ce reproche à notre appareil : les lacs en effet ne doivent pas toucher le bord radial du membre, pas plus que le fond de la gouttière ne touche le bord cubital. De cette façon, la pression exercée par les lacs se porte tout entière sur l'espace interosseux, des deux côtés. Notre appareil réalise, d'une façon plus complète, la même action que celui de South, qui emploie une seule attelle convexe. (South, cité par Hamilton).

Du reste les appareils à compresses graduées, les rouleaux de linge de Pouteau offrent toujours le même inconvénient : quelle que soit l'habileté de l'opérateur, ils présentent des plis qui ne peuvent manquer de meurtrir la peau et de détruire l'uniformité de la compression, tandis qu'avec la gouttière en zinc la compression est douce, uniforme, élastique, et s'exerce de plus uniquement aux points où elle est nécessaire. Dans le sens transversal, elle ménage la radiale ; elle comprime seulement la cubitale vers la partie moyenne du membre, mais sur un plan musculaire. Dans le sens longitudinal, ne présentant qu'une longueur égale aux quatre cinquièmes de celle de l'avant-bras, elle n'exerce aucune pression sur les artères au poignet ; elle ne détermine pas les vives douleurs dues à la compression du nerf médian qu'a observées Hamilton ; enfin, les gouttières interosseuses peuvent s'engager suffisamment dans l'espace interosseux, n'étant pas arrêtées par les os au point où leurs extrémités se rapprochent.

L'appareil dextriné de Nélaton, avec addition de deux longs bouchons jusqu'à dessication complète de l'appareil; l'appareil plâtré construit d'après le même principe, présentent les avantages que nous venons de signaler; mais la compression qu'ils exercent, si elle est uniforme, ne peut être graduée au gré de l'opérateur; et, si l'on veut examiner le membre (ce qui est souvent indispensable avec un appareil exposant à la gangrène), il faut défaire l'appareil dextriné ou plâtré complètement; la surveillance est au contraire très facile avec la gouttière en zinc, qui reste toujours ouverte sur son bord radial.

D'ailleurs, l'appareil en zinc exposera moins que les autres à la gangrène, parce que la compression qu'il fournit est uniforme et élastique, qu'elle peut être graduée très facilement grâce aux lacs à boucle; parce que, enfin, l'appareil, s'il comprime la cubitale (et sur un plan musculaire), ne comprime pas ou du moins faiblement la radiale, et ne touche ni l'une ni l'autre de ces artères au poignet.

Cet appareil présente en un mot tous les avantages, sauf un, que Nélaton attribue à l'appareil à pression continue et graduée de M. Marcelin Duval: 1° la constriction se règle au gré du chirurgien ; 2° la compression est douce, uniforme et graduée ; 3° les coussins ne se déplacent pas, comme les compresses graduées le font trop souvent; 4° le membre peut être maintenu dans la supination, position indispensable lorsque la fracture occupe le tiers supérieur de l'avant-bras ; 5° le membre est a découvert et on peut surveiller l'appareil et ses déplacements. — La gouttière en zinc ne présente pas le même avantage (cependant elle laisse le bord radial du membre à nu), mais c'est un défaut qu'elle partage avec tous les autres appareils, et qui présente avec celle-ci moins d'inconvénients qu'avec les précédents, à cause de la facilité avec laquelle le chirurgien peut la placer et l'enlever.

Elle peut en effet se placer facilement. On peut objecter que lorsque l'on cherche à mettre les gouttières interosseuses au niveau de l'espace, le membre est déjà dans la gouttière, et que par conséquent on ne peut pas voir si l'appareil est bien en place. Il faut remarquer que, si l'on ne voit pas la partie moyenne de l'espace, on voit ses deux extrémités et, si l'on met les extrémités des gouttières en contact avec celles de l'espace, la partie moyenne des unes ne peut manquer d'être au niveau de la partie moyenne de l'autre. Comme le chirurgien a eu soin, ainsi que nous l'avons dit, de courber fortement la gouttière cubitale, les gouttières interosseuses serrent le membre assez pour que l'appareil se tienne en place de lui-même pendant que le chirurgien pose les lacs. Il est indispensable, lorsque l'on courbe la gouttière cubitale de veiller à ce que les gouttières interosseuses soient bien parallèles.

Relativement à la position à donner au membre, M. Raoult-Deslongchamps ne donne aucune indication ; on peut même penser d'après ses observations, que la position a peu d'importance. Follin veut la supination dans tous les cas. Pour Nélaton, la supination n'est indispensable que si la fracture siège au tiers supérieur ; la demi-pronation pourra suffire dans les autres cas ; Dupuytren conseille la supination dans les premiers jours ; la demi-pronation ensuite, lorsque la consolidation est commencée dans une bonne position ; Tillaux, se basant sur ce que la supination complète devient rapidement intolérable, et qu'il n'est pas nécessaire, pour obtenir une consolidation en bonne position, de mettre le membre en supination complète, conseille la demi-pronation, avec immobilisation complète de l'articulation radiocarpienne. Enfin, Malgaigne admet la demi-pronation quand la tendance au déplacement n'est pas très accentuée, et la supination dans le cas contraire.

Avec l'appareil en zinc, les deux positions sont possibles ; nous croyons cependant que la demi-pronation aurait beaucoup moins de dangers avec cet appareil qu'avec tout autre, parce qu'il est très peu sujet à se déplacer.

Le membre, placé en supination ou en demi-pronation, sera soutenu par une écharpe. Avec l'appareil ordinaire à compresses graduées, il faut prévenir certains inconvénients qu'avait déjà remarqués Hippocrate. Si l'écharpe soutient l'avant-bras surtout par sa partie moyenne, les extrémités des fragments s'inclineront du côté du radius ; si elle soutient l'avant-bras par le coude et le poignet, les fragments se porteront au contraire du côté du cubitus. Il n'est pas toujours facile de disposer l'écharpe convenablement, et elle se déplace facilement. Malgaigne préférait placer l'appareil avec le membre dans une gouttière en carton allant du coude à la racine des doigts. Notre appareil réalise exactement cette précaution.

La gouttière principale de l'appareil se place du côté du cubitus qui repose dans cette gouttière. Les fragments du radius seront suffisamment maintenus. M. Raoult-Deslongchamps veut que cette gouttière embrasse l'os fracturé dans le cas de fracture d'un seul os. M. Ribard place toujours la gouttière du côté du cubitus. Dans les fractures du cubitus, le fragment inférieur, qui seul est déplacé, se rapproche du radius ; dans les fractures de la partie moyenne du radius, les fragments se dirigent encore du côté de l'espace interosseux ; dès lors, il est absolument indifférent, au point de vue de la contention des fragments, de placer la gouttière du côté de l'un ou l'autre os ; mais ce n'est pas indifférent au point de vue de l'immobilisation des fragments. En plaçant l'appareil du côté du cubitus, la main est soutenue, si on le place du côté du radius, elle est pendante et l'articulation radio-carpienne n'est plus immobilisée.

L'appareil en zinc remplit parfaitement les indications dans les fractures de la partie moyenne de l'un ou des deux os de l'avant-bras.

OBSERVATION XXIV

)Personnelle). — *Fracture de deux os de l'avant-bras droit à la partie moyenne.*

Druel Claude, 19ᵉ dragons, 22 ans. — Le 2 février 1884, en faisant des exercices de voltige au manège, il tombe sur la paume de la main, le bras étant en extension. L'avant-bras devient presque immédiatement le siège d'un gonflement douloureux, et prend la forme cylindrique.

Il existe une ecchymose à la partie moyenne et supérieure de l'avant-bras, surtout en avant, et l'on constate facilement la mobilité anormale et la crépitation. La fracture intéressait les deux os et siégeait à la partie moyenne. On applique de suite l'appareil ordinaire à compresses graduées. La douleur augmente pendant la nuit.

Le lendemain de l'accident (3 février), M. Ribard procède à l'application de la gouttière en zinc, prolongée jusqu'à la région carpienne, pour soutenir le bord cubital de la main ; le soulagement est immédiat.

26 février. — L'appareil est enlevé : tous les mouvements sont conservés, mais le radius présente une légère incurvation, il s'infléchit par sa partie moyenne du côté de l'espace interosseux.

5 mars. — Le malade sort de l'hôpital et reprend son service. Le cal est assez volumineux ; pas d'atrophie du membre.

Remarques. — Il faut observer que ce malade était fortement musclé, et que, par conséquent, les gouttières interosseuses ont éprouvé une difficulté particulière à pénétrer dans l'espace, d'autant plus que l'appareil, construit en zinc nº 11, n'offrait pas assez de résistance à l'action des lacs. Depuis lors, M. Ribard se propose d'employer le n° 14 pour assurer l'intégrité des gouttières interosseuses. Enfin, les bords de l'appareil n'étaient pas assez élevés pour protéger contre les lacs le bord radial du membre.

OBSERVATION XXV

(Communiquée par **M.** le Dr Sainclair, de l'Arbresle). — *Fracture des deux os de l'avant-bras*

Le sieur O.... âgé de 27 ans, mineur, a, le 5 mai 1884, les deux os de l'avant-bras brisés à sept centimètres environ de l'extrémité inférieure ; il avait été surpris par un éboulement. La crépitation est nettement perçue. Réduction et contention dans une position intermédiaire à la pronation et à la supination, à l'aide d'une gouttière en zinc n° 11, recourbée de telle sorte que la convexité de l'incurvation plongeait dans l'espace interosseux et maintenait les fragments complètement séparés. L'appareil est maintenu par des lacs à boucle.

Le 14 mai, je change la ouate et je replace l'appareil, après avoir constaté que tout était en bon état.

Le 15 mai, le malade se marie ; malgré cela, la guérison suit sa marche, et, le 15 juin, il peut commencer à faire un travail facile. A cette époque, la consolidation était parfaite, sans rétrécissement appréciable de l'espace interosseux.

REMARQUES. — Dans ce cas, la gouttière en zinc n° 11 a parfaitement rempli l'indication ; il est vrai qu'à ce niveau (sept centimètres au niveau de l'articulation radio-carpienne) la tendance au déplacement vers l'axe du membre est assez faible.

CHAPITRE VII

APPAREIL DE L'EXTRÉMITÉ INFÉRIEURE DU RADIUS

Construction et application. — Nous décrivons dans ce chapitre l'appareil de M. Raoult-Deslongchamps, sans aucune modification.

Le patron (fig. 15) présente une extrémité arrondie et deux ailerons. Cette extrémité est destinée à recevoir, lorsqu'elle sera courbée en forme de gouttière, le bord cubital de la main. L'aileron le plus rapproché de cette extrémité s'appliquera sur le fragment inférieur, à la face dorsale du poignet, et le repoussera ainsi en avant ; tandis que l'aileron opposé, appuyant sur le fragment supérieur, et à la face palmaire du membre, refoulera ce fragment en sens inverse.

Il est nécessaire de construire cet appareil suffisamment étroit, de façon que le sommet des ailerons ne déborde pas le côté radial du membre ; leur pression s'exercera ainsi dans le sens antéro-postérieur du poignet, direction que les fragments affectent dans cette fracture.

Au moment de fermer l'appareil avec trois lacs, la réduction étant faite, M. Raoult-Deslongchamps conseille de placer des coussinets d'ouate au niveau

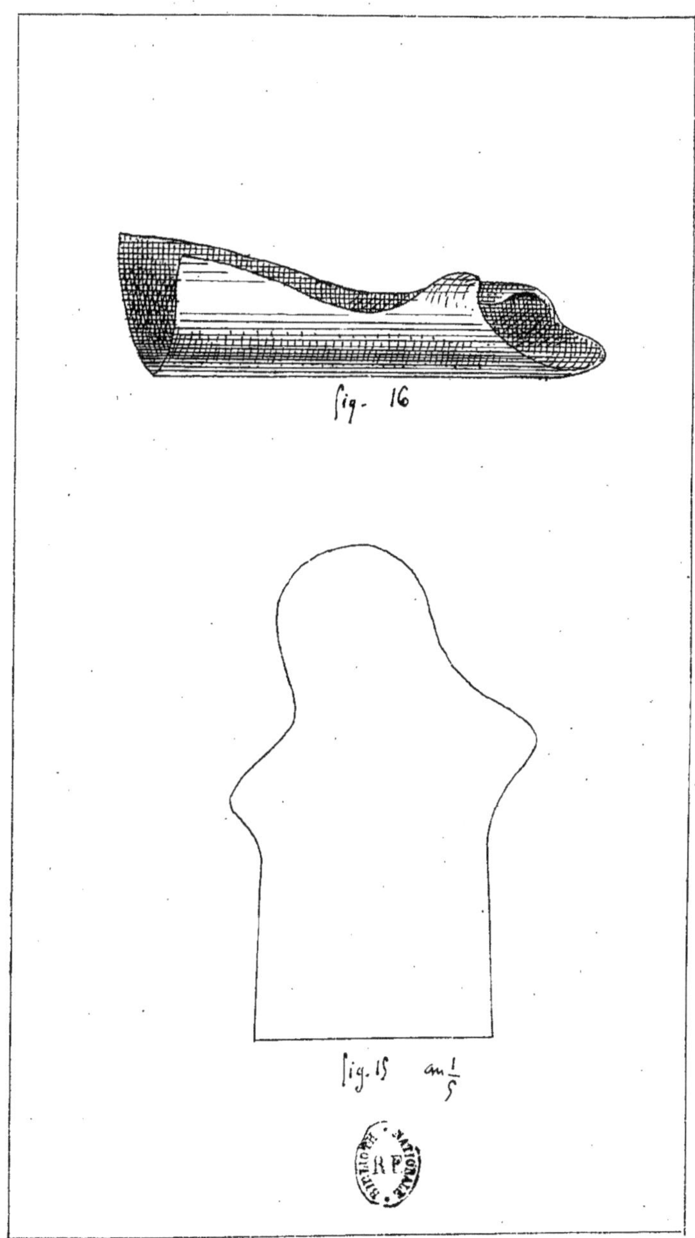

fig. 16

fig. 15   au $\frac{1}{5}$

des deux ailerons, afin d'augmenter la puissance de l'appareil.

Le membre repose dans la gouttière par son bord cubital. Les ailerons se trouvant au niveau des fragments, l'appareil se terminera à peu près au niveau de la racine des doigts. Deux lacs seront placés sur les deux appendices, et le troisième sur la partie supérieure de l'appareil. Dans cet appareil, l'attelle complémentaire n'a aucune action sur la fracture, puisqu'elle ne descend pas jusque-là ; elle est utile cependant pour protéger l'avant-bras contre l'action directe du lacs supérieur.

M. Raoult-Deslongchamps enlève son appareil une première fois le quinzième jour, afin de constater l'état des fragments, et ne le supprime définitivement qu'après le trente-cinquième. On pourrait peut-être le supprimer plus tôt. Dans nos observations, la gouttière a été enlevée du vingt-cinquième au trentième jour. On devrait enlever l'appareil, d'après Follin, du dix-huitième au vingt-quatrième jour, et d'après Demarquay (1), du quinzième au vingtième jour.

DE L'APPAREIL EN ZINC DANS LES FRACTURES DE L'EXTRÉMITÉ INFÉRIEURE DU RADIUS

La fracture de l'extrémité inférieure du radius, si souvent confondue avec l'entorse du poignet, avant

---

(1) DEMARQUAY. *Dictionnaire de médecine et de chirurgie pratique,* art. Avant-Bras.

le travail de Pouteau, présente toujours le même déplacement et l'indication ne varie pas ; le fragment carpien se porte à la face dorsale du membre, tandis que le fragment supérieur se porte à la face palmaire. L'appareil devra donc agir en sens inverse.

De plus, l'articulation radio-carpienne, dont la direction était oblique en bas et en dehors, se trouve maintenant, ainsi que l'a montré le premier M. Diday, dirigée transversalement ; il peut même se faire que ce déplacement s'accentue davantage, par suite de la pénétration du fragment supérieur dans le fragment inférieur ; alors, au dos de fourchette s'ajoute la déviation en dehors du bord radial de la main.

Cette fracture donne donc lieu à deux indications : la première, qui est de repousser le fragment carpien en avant et le fragment opposé en arrière, est constante ; la seconde, qui consiste à s'opposer à la déviation de la main, en la ramenant dans l'adduction, n'existe pas toujours.

L'appareil de Dupuytren ne remplit que la dernière indication. Celui de Goyrand, d'Aix, s'adresse à un déplacement qui n'existe pas : le déplacement des fragments du côté de l'espace interosseux. Celui de Nélaton remplit bien la première indication, mais il néglige la seconde ; il est facile d'y remédier, il est vrai, en ajoutant à cet appareil l'attelle cubitale de Dupuytren. On peut enfin remplir parfaitement les deux indications, en combinant l'appareil de Nélaton avec celui de Dumesnil ; ce dernier applique, sur le bord radial de la main, le milieu d'une petite bande dont les deux chefs se dirigent du côté cubital, en passant entre la main et les deux attelles ; ils se réfléchissent ensuite sur le bord interne des deux attelles et vont se nouer ensemble au côté externe de l'appareil ; la main se trouve ainsi contenue dans une anse qui l'attire sur son bord cubital.

Pour montrer comment agit l'appareil en zinc, nous ne saurions mieux faire que de citer M. Raoult-Deslongchamps : « En se servant du pouce et de l'index de la main droite pour produire la coaptation des fragments, il est possible de se convaincre que ces organes, si leur action pouvait être permanente, constituerait le meilleur moyen de contention. En créant l'appareil dont il va être question, je me suis efforcé de lui donner une forme et un mécanisme qui, tout en immobilisant l'avant-bras et la main dans la position naturelle que j'ai préconisée comme la meilleure, lui permet d'agir sur les fragments d'une façon constante, comme les doigts peuvent le faire d'une manière passagère..... Je ne saurais mieux faire comprendre le mécanisme de cet appareil qu'en le comparant à une pince dont les branches agiraient en opposition, mais dans deux plans différents, et parallèles, et dont l'un des mors presserait sur le fragment supérieur pour le porter en arrière, et l'autre sur le fragment inférieur pour l'entraîner en avant et un peu en bas par suite de l'obliquité des surfaces fracturées qui leur permet de glisser l'une sur l'autre ».

Cet appareil semble donc bien remplir l'indication principale, constante, tant d'après les observations de M. Raoult-Deslongchamps que d'après celles que nous avons recueillies. Quant à la seconde indication, elle n'existe pas pour quelques auteurs : pour Follin, « le renversement de la main en dehors est le résultat de la pénétration des fragments l'un dans l'autre ; remettre les fragments en place suffit donc à combattre le déplacement de la main ». Nous n'avons pas à examiner si l'opinion de Follin est plus en rapport avec les faits que l'avis d'autres auteurs d'après lesquels on doit modifier directement la déviation de la main quand elle existe. Il nous semble cependant que celle de Follin serait plus acceptable, à en juger par les observations de M. Raoult-Deslongchamps et les nôtres : la déviation de la main n'a jamais été combattue directement et la consolidation en bonne position n'a fait défaut chez aucun de nos malades.

Toutefois, si l'on voulait combattre cette déviation directement, il suffirait de supprimer la portion métacarpienne de la gouttière et alors, par son propre poids, la main s'inclinerait sur son bord cubital. On pourrait encore, en pratiquant deux entailles à la base de cette portion métacarpienne, l'infléchir du côté du cubitus, et fixer la main dans cette position au moyen d'un lacs ou d'une bande.

OBSERVATION XXVI

(Communiquée par M. le Dr Sainclair) *Fracture de l'extrémité
inférieure du radius gauche*

X.. , 21 ans, bonne constitution, pas de diathèse, fit
appeler, le 20 janvier 1884, M. le Dr Sainclair, qui constata
la fracture classique de l'extrémité inférieure du radius
gauche. Réduction et application de l'appareil en zinc. Le
malade est instantanément soulagé.

25 février. — Le malade n'est revu qu'à cette date. La
guérison est parfaite. Il n'existe aucune trace de la lésion.

REMARQUES. — Malgré sa brièveté, cette observation montre cependant un fait important, c'est que
l'appareil est suffisamment stable pour rester en
place pendant tout le temps exigé pour la consolidation, sans que le chirurgien soit forcé de vérifier
l'état de la fracture. Ce malade n'a été vu, en effet,
qu'une seule fois.

OBSERVATION XXVII

(Personnelle). — *Fracture de l'extrémité inférieure du radius droit
et forte entorse du poignet*

Popier Antoine, soldat au 19e dragons, 22 ans. Pas
d'antécédents héréditaires. L'accident date du 23 avril 1884.
En sautant des obstacles au champ de manœuvres, Popier
tomba de cheval, après l'obstacle franchi, sur un sol dur,
empierré. Le choc porta sur la tête et sur la paume de la
main gauche. Le casque fut faussé, aplati, et le malade pré-

sentait une ecchymose à la partie droite du front. Il resta quelques minutes à terre, étourdi, mais sans perte de connaissance, perdant du sang par le nez et par la bouche. (Plaie contuse de la langue produite par les dents de la mâchoire inférieure.)

En se relevant, il ressentit une douleur peu intense au poignet droit. Le maréchal-des-logis le releva et le renvoya à pied à la caserne ; il fut admis de suite à l'infirmerie. On lui appliqua une attelle sur la face palmaire de la main et de l'avant-bras. La douleur augmenta beaucoup.

24 avril. — Il entre à l'hôpital, où l'on constate les signes ordinaires de la fracture de l'extrémité inférieure du radius ; pas de mobilité anormale ni de crépitation, dos de fourchette. De plus, une ecchymose de la face antérieure du poignet, qui est arrondi, presque cylindrique. La main est un peu déjetée en dehors ; mouvements des doigts impossibles, sauf le pouce. On applique l'appareil en zinc.

26 avril. — La douleur a complètement disparu.

Pendant toute la durée du traitement, le malade a pu se dispenser d'avoir la main en écharpe.

18 mai. — Suppression de l'appareil. La consolidation est obtenue dans des conditions irréprochables. Pas la moindre déformation. Toutefois, il existe encore un peu d'empâtement de la région radio-carpienne, consécutif à l'entorse, et pour lequel on prescrit le massage et les douches.

Le malade sort le 27 mai pour reprendre son service.

OBSERVATION XXVIII

(Personnelle). — *Fracture de l'extrémité inférieure de l'avant-bras droit.*

Charmes (Louis), soldat au 38° de ligne, 23 ans.

Le 5 juin 1884, descendant les escaliers de la caserne avec un fardeau, Charmes fit une chute dans laquelle tout le poids du corps porta sur la paume de la main droite, qui fut renversée, de telle façon, que le dos de la main vint en contact avec la face dorsale de l'avant-bras. On lui applique une attelle de bois.

Le 6 juin, il entre à l'hôpital militaire, ou M. Ribard constate une fracture de l'extrémité inférieure des deux os de l'avant-bras. Le radius est fracturé un peu plus haut que le cubitus. Le gonflement est considérable, surtout à la face palmaire du membre, où les deux os font saillie. On applique l'appareil de M. Raoult-Deslongchamps. Le soulagement fut immédiat. Cependant la douleur, quoique supportable, dura encore deux jours.

18 juin. — Le gonflement ayant disparu, on enlève l'appareil ; on remarque que le fragment inférieur du radius fait une forte saillie en dehors. On applique des tampons d'ouate et l'appareil est replacé.

20 juin. — La saillie du radius est à peine appréciable. La consolidation semble suffisante. La gouttière est enlevée définitivement. Les mouvements de pronation sont intacts, ainsi que ceux de l'articulation du poignet. Quant à la supination, elle ne peut s'accomplir en totalité. Le membre est légèrement atrophié. Massage et douches.

7 juillet. — Le malade obtient un congé de convalescence d'un mois.

A son retour, la guérison est complète, et il est impossible de retrouver la trace de la fracture.

OBSERVATION XXIX

(Communiquée par M. le docteur Devin.) *Fracture de l'extrémité inférieure des deux radius.*

Cros, 10 ans. — Ce malade est le même dont nous avons rapporté plus haut l'observation d'une fracture du cuisse.

Le 26 juin, M. Devin constate, en même temps que la fracture de cuisse, une fracture de l'extrémité inférieure du radius gauche, avec tous les signes ordinaires : dos de fourchette très prononcé, forme cylindrique du poignet, pas de crépitation ; le gonflement était plus marqué au poignet droit dont la déformation était si peu apparente que l'on ne put diagnostiquer qu'une entorse. De ce côté, on fit un pansement à l'alcool camphré et l'articulation fut maintenue par du coton et une bande.

27 juin. — Application de l'appareil à gauche. Les parents sont chargés de le resserrer de temps en temps.

4 juillet. — La douleur a cessé à gauche, mais elle continue au poignet droit. Le gonflement a diminué et on peut constater une fracture de l'extrémité inférieure du radius. La déformation est légère, le dos de fourchette peu accentué ; mais la main se dévie fortement du côté du radius. Le père raconte alors que le poignet droit était tout autant déformé que le gauche au moment de l'accident, et qu'en prenant l'enfant par la main pour le relever, il avait fait lui-même disparaître cette « bosse ». L'appareil est appliqué de suite.

18 juillet. — L'appareil est enlevé des deux côtés. Le poignet gauche est donc resté en gouttière vingt et un jours, et le droit quatorze jours seulement. Aucune déformation à gauche, cal très peu accusé à droite.

L'enfant a été revu dans le mois de septembre. On ne retrouve plus aucune trace des deux fractures.

OBSERVATION XXX

(Communiquée par M. le Dr Mioche, de Chasselay.) — *Fracture du radius gauche à cinq centimètres au-dessus de l'articulation radio-carpienne.*

Mme X..., supérieure du couvent de Montluzin, commune de Chasselay (Rhône), 63 ans, bonne constitution.

9 novembre 1884. — A la suite d'une chute, fracture du

radius gauche, non pas à l'endroit habituel, mais à cinq centimètres de l'articulation radio-carpienne. La fracture a eu lieu par choc direct et non par contre-coup. Contusion générale de l'avant-bras, plaie au niveau de la fracture.

10 novembre. — Réduction ; application de l'appareil classique : compresses graduées ; deux attelles en bois, une dorsale, l'autre palmaire. Malgré cette application, la malade souffre et garde le lit.

14 novembre. — Le pansement est supprimé et remplacé, sur les conseils de M. Ribard par l'appareil en zinc laminé pour fracture de l'extrémité inférieure du radius. Immédiatement après la malade peut se lever, s'habiller et remuer le membre sans aucune douleur. Cette heureuse situation s'est maintenue jusqu'à la fin du traitement.

7 décembre. — L'appareil est enlevé. La consolidation est parfaite, sans déformation, et sans gêne dans les mouvements.

CHAPITRE VIII

APPAREIL DE CLAVICULE

Construction et application. — L'appareil imaginé par M. Ribard pour la fracture de la clavicule a pour but d'abaisser le fragment sur lequel il agit, et de le mettre le plus exactement possible en rapport avec l'opposé ; il prend son point d'appui sous les aisselles.

Le patron, tel que le représente la fig. 17, se compose de deux parties séparées par la ligne AB. La partie la plus large recouvre l'omoplate, et présente à sa base une valve qui reçoit dans son entre-bâillement une ceinture ou un bandage de corps ; cette ceinture, passant sous les aisselles, a pour but d'immobiliser l'appareil ou, plus précisément, de l'empêcher de remonter et de fournir ainsi aux lacs un point d'attache fixe.

La partie la plus étroite agit sur la clavicule ; elle comprend une gouttière (CD) dont la convexité s'enfonce dans le creux sus-claviculaire en repoussant la clavicule en bas et en avant ; ce mouvement est déterminé par un lac qui, par son milieu, s'infléchit en arrière sur l'ouverture S, et par ses deux chefs vient se fixer en avant, à la ceinture dont nous avons parlé.

Voici comment on peut dessiner le patron, en se servant de la fig. 17 qui représente, à l'échelle 1/2, le patron pour clavicule gauche (en supposant que l'on voie de dos le malade et l'appareil).

Ce travail, qui n'est pas compliqué, est bien facilité en traçant sur le malade même deux traits à l'encre. Le premier, qui est la ligne CD, suivra la clavicule, ou du moins le fragment sur lequel on veut agir, c'est-à-dire le fragment interne. On devra courber le zinc suivant cette ligne pour obtenir la gouttière, dont la convexité appuiera sur le creux sus-claviculaire ; or, cette gouttière, à moins de la marteler, sera forcément rectiligne, et, comme la clavicule ne l'est pas, il faudra ne donner à cette partie qu'une assez faible longueur, quatre ou cinq centimètres.

Une seconde ligne sera tracée sur l'épaule, allant du cou à l'acromion ; c'est notre ligne AB qui, également, ne devra pas être trop longue (dix centimètres environ), afin de pouvoir s'appliquer dans de bonnes conditions.

On reproduira facilement la figure ABCD, dessinée sur le malade ; on ajoutera en avant le petit carré CDOP, et en arrière, la portion la plus large de l'appareil qui recouvrira l'omoplate et devra conserver la forme plane.

L'appareil sera courbé suivant la ligne AB. On obtiendra ainsi une gouttière dont la concavité embrassera cette partie du tronc qui s'étend du cou au moignon de l'épaule. On le courbera une seconde fois suivant CD, mais alors en sens inverse ; la convexité de la gouttière, ainsi formée, s'enfoncera dans le creux sus-claviculaire (fig. 18. Pl. VII).

Il est nécessaire d'employer du zinc n° 13, afin que la gouttière sus-claviculaire ne s'efface pas sous l'action des lacs. Cet appareil présente dans sa construction une certaine analogie avec celui de l'avant-bras. Seulement, il n'est pas nécessaire de se servir ici d'un numéro aussi élevé, parce que le lacs n'agit pas dans le même sens et a moins de tendance à déformer la gouttière.

Au moment d'appliquer l'appareil, on devra se préoccuper de protéger les parties sous-jacentes et d'adapter les gouttières à la forme des saillies et des dépressions qu'elles recouvriront. La convexité en rapport avec la clavicule sera convenablement matelassée avec de la ouate, ainsi que la concavité qui recouvre l'épaule du cou à l'acromion. De plus, on fera, sur le bord cervical de l'appareil, trois ou quatre entailles d'un centimètre, qui permettront de retrousser ce bord et de le rendre inoffensif. Enfin, on placera une couche uniforme au niveau de l'omoplate.

L'appareil est en place. Il s'agit maintenant de le fixer au moyen d'une large et solide ceinture et d'un lacs. La ceinture entoure le tronc, en passant sous les aisselles qui lui serviront de point d'appui et qui, par conséquent, devront être protégées par de la ouate. Elle est fermée en avant par deux ou trois boucles à ardillons. En arrière, elle passe dans l'entre-bâillement de la valve que présente l'appareil ; le bord inférieur de la ceinture se trouve donc sur la ligne MN, qui doit être parallèle à la ligne bi-axillaire, c'est-à-dire horizontale.

Le lacs, sans boucle, doit avoir une longueur de soixante-dix centimètres au moins. Son milieu s'engage dans l'ouverture S et ses deux extrémités, après avoir passé sur le bord antérieur de l'appareil, viennent se fixer en avant à la ceinture par deux épingles solides. Les deux ailerons O et P ont pour but d'empêcher le lacs de s'échapper.

Le premier effet obtenu en tirant sur les extrémités du lacs sera évidemment de faire remonter la ceinture, mais elle est arrêtée par les aisselles, et il arrive un moment où elle ne peut plus remonter. Dès lors, l'effort se concentre sur le bord OP, et consécutivement sur la gouttière sus-claviculaire. En modifiant l'inclinaison de ce bord, il sera même possible de transformer dans une certaine mesure l'action de l'appareil qui, tout en abaissant le fragment, pourra encore à volonté le porter un peu en avant ou le laisser revenir en arrière.

En même temps, pour relever l'extrémité acromiale du fragment externe, M. Ribard place le coude fléchi et rapproché du tronc dans une écharpe suffisamment serrée. D'autre part, pour porter l'épaule en dehors, il place sous l'aisselle un coussin facilement maintenu par la ceinture bi-axillaire. Enfin, si l'on voulait porter l'épaule en arrière, on pourrait le faire à l'aide d'une anse qui relierait l'écharpe à la portion dorsale de l'appareil.

DE L'APPAREIL EN ZINC DANS LES FRACTURES DE LA CLAVICULE

Nous ne parlerons que de la variété de fractures la plus commune. Du reste, dans les fractures de l'extrémité acromiale, le seul déplacement est un léger abaissement du fragment externe, contre lequel l'immobilisation du bras suffit ; celles de l'extrémité sternale, qui sont d'ailleurs très rares, ne sont pas justiciables de l'appareil en zinc.

Les fractures de la partie moyenne de l'os se dirigent quelquefois de haut en bas et de dedans en dehors. Dans cette circonstance, l'élévation du fragment interne se trouve limitée parce que son extrémité doit soulever en même temps celle du fragment opposé. Dans ce cas, l'appareil doit porter sur le siège même de la fracture, sur les deux fragments plutôt que sur le fragment interne seul.

Dans les fractures les plus communes, dirigées de haut en bas et de dehors en dedans, l'extrémité acromiale du fragment externe est attirée en bas par le poids du membre, en avant et en dedans par les muscles qui vont du tronc à l'extrémité supérieure du membre thoracique. En même temps, l'extrémité externe du fragment sternal se porte en haut, attirée par le muscle sterno-cléido-mastoïdien. Ce déplacement est quelquefois plus apparent que réel et la saillie de ce fragment peut être due à l'abaissement du fragment acromial, mais ce n'est pas le cas le plus fréquent.

Voici quelles sont les nombreuses indications auxquelles devrait satisfaire un bon appareil :

1° Porter le fragment externe en haut. — C'est ainsi qu'agit l'appareil de Mayor ; c'est également le mode d'action de celui de Velpeau, qui toutefois ne repousse pas le moignon en arrière, comme le pensait l'inventeur ;

2° Porter le fragment externe en arrière. — Cette indication est remplie, mais seule, par le huit de A. Paré, les bourrelets circulaires de Ravaton réunis par des courroies, le huit de Récamier avec un coussin entre les épaules ;

3° Porter le même fragment en dehors. — Cette indication ne peut guère être remplie que par un coussin placé sous l'aisselle. L'appareil de Desaut porte l'épaule en dehors et même en haut si les bandes ne se relâchent pas (ce qui arrive souvent); mais il n'agit pas sur le fragment sternal comme le croyait ce chirurgien. Celui de Boyer porte aussi l'épaule en dehors et en haut ; c'est ainsi encore qu'agit celui de Levis, de Philadelphie.

Deux appareils seulement semblent remplir ces trois indications à la fois : ce sont ceux de Fabre et de Guillon (publiés tous deux dans le *Journal des connaissances médico-chirurgicales*, 1842), et qui se ressemblent par leurs dispositions. Ils attirent l'épaule en arrière au moyen d'un huit de chiffre avec coussin entre les omoplates; en dehors, par un coussin placé dans l'aisselle ; en haut par une écharpe (Guillemin, *loc. cit.*) ;

4° Abaisser le fragment sternal. — L'appareil de Morel-Lavallée destiné par ce chirurgien à abaisser le fragment sternal porte simplement l'épaule en haut. Celui de Péan agit beaucoup mieux : il abaisse le fragment interne, porte l'épaule en haut et en arrière. Il a donné à son auteur quelques guérisons exemptes de difformités ;

5° Immobiliser les deux fragments. — Malgaigne avait eu l'idée d'un appareil de ce genre, qu'il n'a pas appliqué : « J'avais bien pensé à emboiter et à serrer les deux fragments entre deux doubles crochets en acier analogues aux pinces de Museux. » M. Ollier s'est servi d'une pointe avec succès. Chassin a décrit un appareil à griffes embrassant la clavicule (thèse de Paris, 1852). Enfin, on a proposé la suture des fragments.

L'appareil de M. Ribard ne peut guère se comparer qu'à celui de Péan. Comme lui il abaisse le fragment interne en s'enfonçant dans le creux sus-claviculaire ; mais il n'a qu'une action très limitée sur le moignon de l'épaule. Cet appareil ne dispense donc pas de l'emploi d'une écharpe, ou d'une bande agissant sur le fragment externe, et le portant en haut, pendant que le coussin porte l'épaule en dehors. On peut enfin l'attirer en arrière comme l'a fait M. Ribard, par une bande allant du coude à la partie dorsale de la ceinture.

Les objections que l'on peut faire à cet appareil peuvent se faire à tous les autres (nous ne parlons pas des appareils à immobilisation directe) ; il gêne la respiration, et il ne peut guère s'appliquer aux femmes à cause de la présence des mamelles. Mais il n'est pas nécessaire que la ceinture soit très fortement serrée ; elle prend son point d'appui sous l'aisselle et non pas autour du tronc ; d'un autre côté, étant peu serrée, elle remontera plus ou moins en avant et en arrière et ne fera qu'effleurer la partie supérieure des seins ; il est également facile de préserver ces organes de la pression du lacs en disposant convenablement ses points d'attache.

OBSERVATION XXXI

(Personnelle). — *Fracture de la clavicule gauche à l'union du tiers interne avec les deux tiers externes.*

Le 22 janvier, Deschelette, soldat au 19e dragons, 22 ans, en faisant des exercices de voltige, tomba de trois mètres de hauteur sur l'épaule gauche. Il dit avoir entendu un craquement au moment de la chute. Il ressentit en même temps une douleur assez vive au niveau de la clavicule. Le soir en se déshabillant, il remarqua, suivant son expression, une bosse au point douloureux. Les mouvements du bras étaient difficiles. Néanmoins, il préféra ne pas se plaindre, par crainte d'être envoyé à l'hôpital. Ce n'est que le 2 février, c'est-à-dire onze jours après l'accident, qu'il se décida à aller à la visite du médecin-major du régiment, qui l'envoya de suite à l'hôpital militaire.

On constate une déformation de la clavicule avec ostéopériostite. Le fragment externe est abaissé, tandis que le fragment interne est porté en haut. On ne sent pas de crépitation ; la consolidation semble être commencée, mais en position vicieuse.

M. Ribard applique l'appareil en zinc, bien tapissé de coton au niveau de la clavicule, de façon à combler exactement l'espace sus-claviculaire et à obtenir l'abaissement du fragment interne. En même temps, une écharpe soutenait le coude et relevait l'épaule. L'appareil n'a pas été enlevé une seule fois.

22 février. — L'appareil est supprimé. Les deux fragments se trouvent dans le même plan horizontal ; l'appareil a donc pu abaisser le fragment interne ; mais, en même temps, il l'a repoussé en avant, de sorte que le creux sus-claviculaire est augmenté dans le sens antéro-postérieur. Le cal est

volumineux, grâce sans doute à l'ostéo-périostite constatée au moment de l'entrée.

24 février. — Le malade sort de l'hôpital et est admis à la salle des convalescents de son régiment.

2 avril. — Il reprend son service.

Quatre mois plus tard le malade est revu ; le cal est toujours appréciable, quoiqu'il ait beaucoup diminué, mais la clavicule ne diffère de l'opposée que par ce cal et par une augmentation très-légère de la courbure interne de l'os.

REMARQUES. — Il est probable que ce cal si volumineux ne se serait pas produit si le malade avait été traité immédiatement après l'accident. Ce cas étant le premier où l'appareil a été appliqué, il était difficile de mesurer exactement le degré de son action. D'ailleurs plusieurs confrères, appelés à donner leur avis, ne croyaient pas à son efficacité, et cette crainte a fait dépasser le but. Dans l'observation suivante, l'appareil a été appliqué avec plus de précision.

OBSERVATION XXXII

(Personnelle). — *Fracture de la clavicule gauche à la partie moyenne.*

Brouillaud Pierre, soldat au 19ᵉ dragons, 22 ans.

En sautant un obstacle à cheval, le 6 février 1884, Brouillaud fit une chute et tomba sur l'épaule gauche. Il entendit un craquement et ressentit une vive douleur à l'épaule. On le ramena à l'infirmerie ; le bras fut mis en écharpe, et le malade fut envoyé à l'hôpital le même jour.

M. Ribard constate une fracture de la clavicule gauche à sa partie moyenne ; douleur, gonflement, le malade ne peut élever le bras ; le fragment interne est attiré en haut et en arrière, tandis que l'externe se trouve à peu près horizontal. Les deux fragments n'ont plus aucun point de contact.

8 février. — Application de l'appareil en zinc, que le malade supporte parfaitement, et qui ne détermine aucune compression douloureuse des nerfs de la région, ni trouble dans la circulation de retour.

28 février. — L'appareil est supprimé ; la clavicule a repris sa direction et sa forme normale : pas de modification dans le creux sus-claviculaire.

4 mars. — Le malade sort. Il obtient, à son régiment, une permission de trente jours, à l'expiration de laquelle il reprend son service. Quelques jours après il rentre à l'hôpital pour une pleurésie. — Congé de convalescence de trois mois. A son retour le malade est encore très maigre, de sorte que les deux clavicules se dessinent parfaitement sous la peau. Il est absolument impossible, pour un observateur non prévenu, de discerner quelle est la clavicule fracturée ; M. Ribard a montré le malade à plusieurs médecins qui n'ont pu se prononcer sur ce point. On trouve, à la place du cal, une très légère dépression linéaire à l'endroit même ou siégeait la fracture.

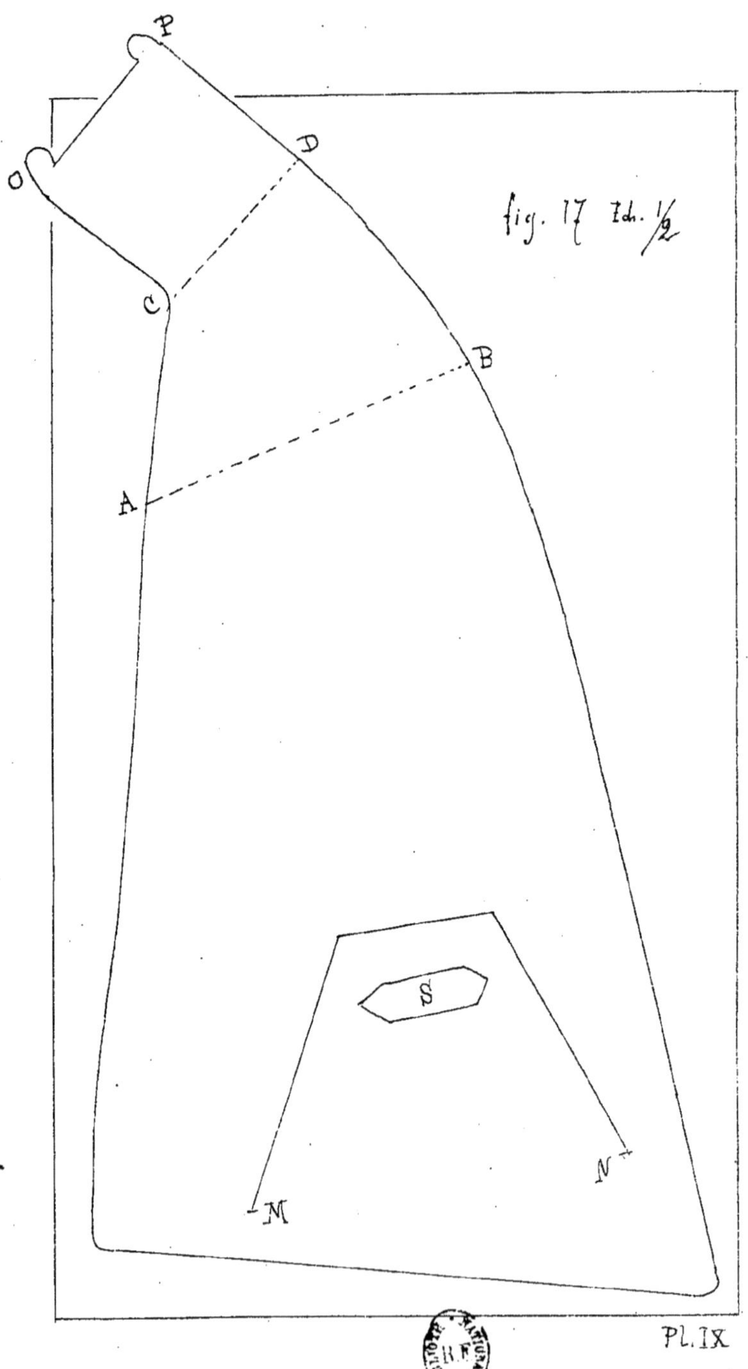

P
O
D
C
B
A
fig. 17 Id. 1/2
S
M
N
PL. IX

TROISIÈME PARTIE

CONSIDÉRATIONS GÉNÉRALES

Notre travail ne pouvait s'accompagner d'un chapitre relatif à l'historique. Les gouttières en métal sont de date assez ancienne. A. Paré avait inventé une gouttière en fer-blanc, mais les appareils en zinc datent seulement du commencement de ce siècle et la première idée est due au docteur Cambray. Nous ne trouvons qu'une ligne à ce sujet dans Malgaigne, et rien dans les autres auteurs. Il ne s'agissait alors que de gouttière de jambe, ainsi que le dit M. Raoult-Deslongchamps.

Avant de poser nos conclusions, nous voulons examiner quelle est l'opinion de ceux qui ont parlé avant nous des appareils en zinc, réfuter quelques objections qui ne nous semblent pas fondées, résumer brièvement les avantages que nous avons reconnus aux appareils en zinc et en présenter quelques autres qui n'ont pu trouver place dans le cours de ce travail.

Poinsot, comparant les appareils en toile métallique de M. Oré, de Bordeaux, à ceux de M. Raoult-Deslongchamps, dit : « Si nous comparons les deux appareils, nous ne pouvons ne point remarquer que le zinc est, moins que la toile métallique, susceptible de s'accommoder à toutes les inégalités du membre; il semble même, comme le fait remarquer M. Spillmann (*Dictionnaire encyclopédique des sciences médicales*, art. Fractures) ne pouvoir maintenir les fragments qu'en exerçant une forte pression que l'on serait tenté de croire dangereuse. Mais, d'autre part, les remarquables résultats publiés par M. Raoult-Deslongchamps, sont de nature à faire admettre que son appareil réalise un progrès sérieux, au moins sur les appareils amovo-inamovibles ordinaires (1). »

Le zinc s'accommode moins que la toile métallique aux inégalités du membre, mais c'est au chirurgien à combler convenablement les vides au moyen du coton. D'un autre côté, si la toile s'accommode bien aux inégalités du membre, elle est trop malléable et elle perd de sa solidité. Spilmann dit que les appareils en zinc, pour maintenir les fragments, doivent exercer une pression dangereuse par son énergie. Nous ne pouvons admettre cette objection; pourquoi serait-on forcé de serrer cet appareil plus que les autres pour arriver à une contention semblable ?

Spillmann (2) parle des appareils que M. Raoult-

---

(1) Hamilton. *Traité pratique des fractures et des luxations*, 1884, traduit par Poinsot, p. 53.

(2) *Dictionnaire encyclopédique des sciences médicales*, art. Fractures.

Deslonchamps a décrits en 1873 dans le *Recueil des Mémoires de médecine militaire*. Ces appareils ne diffèrent de ceux qu'il a inventés plus tard, et dont nous nous occupons, que par le mode de fermeture : les lacs étaient remplacés primitivement par un lacet passant dans des trous pratiqués à l'avance près des bords de l'appareil. Voici comment il s'exprime : « Les appareils de M. Raoult-Deslongchamps sont tout à la fois des appareils modelés, des appareils moulés, et des appareils amovo-inamovibles. Ils peuvent, quand la tendance au chevauchement n'est pas trop considérable, la dominer ; mais croire qu'ils peuvent rendre le chevauchement impossible serait se faire une dangereuse illusion. Aucun appareil amovible ou amovo-inamovible ne peut atteindre complètement ce résultat.

« Les appareils de Sarrazin et de Raoult-Deslongchamps peuvent rendre d'immenses services pour le transport des blessés, car ils maintiennent mieux encore les fragments que les appareils conçus d'après le système de M. Merchie, puisqu'ils sont modelés sur le membre lui-même. A cet égard, ils participent un peu des avantages des appareils moulés. Ils sont inaltérables aux variations atmosphériques, et ne peuvent pas subir, sous la main d'aides trop brusques des déformations capables de les rendre impropres : ils sont d'un transport facile, puisque, ne devant prendre la forme de coque qu'au moment de leur emploi, on peut en placer à plat des quantités énormes dans un seul fourgon.

« Les appareils de M. Sarrazin sont d'un emploi

infiniment plus commode que ceux de M. Raoult-Deslonchamps, et plus universel surtout ; les appareils en zinc, en effet, ne peuvent maintenir les fragments qu'en exerçant une forte pression qui sera dangereuse si la plaie est compliquée. Les appareils de Sarrazin, au contraire, maintiennent le membre mollement comme le ferait une gouttière ; ils ne diffèrent de la gouttière qu'en ce qu'ils entourent complètement le membre ; ils se prêtent admirablement au pansement des plaies, car rien n'est plus facile que d'ouvrir leurs valves sans remuer le membre ; d'ailleurs on peut ménager des fenêtres en face des plaies ou, ce qui est mieux encore, mobiliser par deux sections perpendiculaires à l'attelle la partie des valves correspondant aux plaies. »

Nous sommes d'un avis absolument opposé à celui qu'émet Spillmann dans les premières lignes que nous avons citées et nous sommes convaincu que l'appareil en zinc s'opposera au chevauchemert dans beaucoup de cas où d'autres appareils échoueraient (Obs. II).

Nous nous sommes expliqué au sujet de la forte pression que l'auteur précédemment cité croit nécessaire. On sait qu'il est facile de pratiquer des fenêtres, de plus, on peut aisément ouvrir un appareil en zinc, sans imprimer aucun mouvement au membre : il suffit de desserrer trois lacs et de soulever l'attelle complémentaire.

Pour Guillemin (1) « les appareils de M. Raoult-

(1) Guillemin, *loc cit.*, p. 198.

Deslongchamps ne sont autre chouse que des appareils immobilisants, plus résistants que les appareils solidifiables, sur lesquels ils ont en outre cet avantage qu'on n'a pas besoin d'en attendre la solidification ; mais ils ne conviennent que dans les fractures exemptes de complications (ici reparaît l'objection de Spillmann relative à la pression exercée par l'appareil) ; en outre ils dérobent le membre presque complétement à la vue et aux explorations du chirurgien. Sous ce rapport, ils ne peuvent soutenir la comparaison avec les gouttières bien faites. »

Les appareils en zinc, si on a soin de ménager un espace suffisant entre leurs bords, ne dérobent le membre à la vue du chirurgien que par l'attelle complémentaire, qu'il est facile d'enlever et de replacer.

Quant à les considérer comme des appareils immobilisants au même titre que des appareils solidifiables, c'est une profonde erreur ; les lacs permettent en effet de suivre le retrait du membre : c'est même l'avantage principal de l'appareil et celui d'où découlent tous les autres.

Les trois auteurs que nous venons de citer nous semblent juger les appareils en zinc seulement d'après la description qu'en a faite leur inventeur, mais sans jamais les avoir appliqués ; nous voulons maintenant faire connaître l'opinion de ceux qui ont essayé ces appareils.

En nous adressant l'observation VI, M. le docteur Sainclair, nous faisait l'honneur de nous écrire :

« La gouttière en zinc de M. Raoult-Deslongchamps m'a présenté, dans ce cas, les avantages suivants :

« 1° Contention exacte des fragments osseux sans compression du membre. La jambe s'était creusée dans le coton un moule si parfait, grâce à l'échancrure calcanéenne, que tout déplacement a été impossible ;

« 2° Faculté de pouvoir, au bout de quelques jours, porter le malade dans un fauteuil, le placer sur la garde-robe sans courir aucun risque de déplacement. — La possibilité de resserrer chaque jour les lacs à un millimètre près, en fait le meilleur des appareils amovo-inamovibles. »

« Il est vrai que sous le coton souvent la peau macère. »

Nous trouvons dans l'ouvrage de M. Raoult-Deslongchamps un rapport de M. le docteur Renou, chargé par la Société de médecine d'Angers, d'étudier les appareils en zinc laminé. Nous en donnons les conclusions résumées brièvement : « Ces appareils sont les plus simples appareils imaginés... Ils rendent la surveillance de la fracture si facile, les corrections trouvent avec ces appareils des moyens, des points d'appui si naturels, que je ne comprendrais plus désormais un chevauchement... Ils ne causent pas cette terrible douleur au talon... Ils remplacent, pour l'état général du patient, l'étiolement du lit et de la position horizontale par la vie commune, la régularité et la facilité habituelles des fonctions digestives... Ces appareils seraient-ils, ce qui est tout le contraire, difficiles à se procurer, difficiles à appliquer, qu'un pareil bénéfice pour les malades doit suffire à les faire employer (1) ».

Enfin, le docteur Silverio Dominguez, de Buenos-Ayres, dans un mémoire publié récemment (2), insiste sur la simplicité de fabrication et d'application de ces appareils, sur les résultats tous favorables qu'il a obtenus de leur emploi, la rapidité plus grande de la guérison, l'absence de raccourcissement.

Nous terminerons cet exposé par une note qu'a bien voulu nous adresser M. le docteur Duchamp : cette note a pour nous une grande valeur, en raison de l'autorité même de ce chirurgien, dont le témoignage ne saurait être suspect. Nous nous rappelons, en effet, que M. Duchamp était au début peu favorable à ces appareils.

« Je crois le principe bon, en ce sens qu'il comprend surtout le resserrement constant et facile de la carapace enveloppant le membre fracturé, qui ne peut flotter dans l'appareil et se déformer par conséquent. Restent ses applications. Prenons-les en détail.

« *Fracture des malléoles.* — Je leur réserverai exclusivement le bandage plâtré, et je ne comprends pas comment le zinc peut immobiliser des fragments difficiles à maintenir réduits, ce que le plâtre réalise sans peine. »

(1) Raoult-Deslongchamps, *loc. cit.*, p. 433.
(2) *Bulletin de service de santé militaire*, 1884.

Nous nous sommes expliqué à ce sujet dans le chapitre relatif à l'appareil de jambe. L'attelle plâtrée réussit en effet à merveille, dans les fractures sus-malléolaires, pour les raisons que nous avons données dans le cours de ce travail ; mais elle est inapplicable quand il existe du gonflement du membre. Dans ce cas, on doit lui préférer l'appareil en zinc, qui peut donner de très beaux résultats, comme le prouvent deux de nos observations. (Obs. VI et VII).

« *Fracture de jambe.* — L'appareil en zinc m'a donné, pour ce genre de fracture, de très bons résultats, et je l'emploie couramment dans mon service. Il s'applique très proprement et n'est pas cassant ; il immobilise très exactement les fragments, et rend les mêmes services que le bandage plâtré, et je lui donnerai même la préférence sur ce dernier. Mais il ne faut rien exagérer et ne pas croire que le zinc seul permette aux malades de se lever et de passer la journée assis dans un fauteuil. On peut agir de même avec le bandage plâtré. Je l'ai fait après beaucoup d'autres, sans avoir à m'en repentir.

« *Fracture de la rotule.* — Je n'ai appliqué le zinc que pour une seule de ces fractures ; mais, comme il n'y avait pas d'écartement des fragments, ce cas n'est pas démonstratif.

« *Fracture de cuisse.* — C'est à l'appareil en zinc que je préfère avoir recours pour les fractures de cuisse. Si l'on donne exactement au côté interne de la gouttière la longueur de la face interne du membre (mesurée sur le côté sain), l'extension est inutile, elle se fait d'elle-même. Le pied étant fixé à la semelle de l'appareil, dont le bord supérieur s'appuie sur l'ischion et le périnée, le membre doit reprendre la longueur qui lui est assignée. Mais il faut, pour cela, que l'appareil soit très exactement fait ; il faut en construire un spécial pour chaque malade, avec des mesures bien prises. Tout dépend de la construction de l'appareil. »

Tout dépend surtout, à notre avis, de la surveillance que l'on exerce sur les lacs. Si les lacs sont lâches, s'ils glissent, comme il peut arriver avec cet appareil dont la forme est conoïde, on aura le même résultat qu'avec un appareil silicaté. C'est dans ces circonstances que la pression sur le périnée donnera lieu à des accidents.

« Je dois cependant faire remarquer que, contrairement aux assertions de M. Raoult-Deslongchamps, j'ai vu le rebord supérieur du zinc, quoique bien garni de coton, excorier et même ulcérer les téguments, aussi bien chez des hommes que chez des femmes. La pression sur le périnée n'est donc pas toujours très bien supportée. — Je dois ajouter aussi qu'il faut, avec cet appareil, surveiller tout particulièrement les fractures sous-trochantériennes et sus-condyliennes. Pour les premières, la tendance des extrémités des fragments à se porter en dehors me paraît favorisée par la lame interne du zinc qui refoule le membre contre la partie externe. »

Cette remarque est assurément fondée, mais il faut remarquer, d'autre part, que la partie externe de l'appareil agit en sens contraire et avec une force exactement égale, c'est-à-dire celle que déploient les

acs. De plus, il nous semble qu'un tampon de coton
suffisant pourrait avoir raison de ce déplacement.
Pour ce genre de fracture, le grand appareil de
cuisse est nécessaire.

« J'ai observé pour les sus-condyliennes une
fâcheuse tendance des fragments à se porter en
arrière. Il faut, dans ce cas, placer dans la gouttière
un fort tampon de coton qui refoule les fragments et
bien surveiller le tout.

« Malgré les assertions de Raoult-Deslongchamps,
je ne crois pas que, chez l'adulte, on obtienne de consolidation sans raccourcissement ; j'en ai toujours eu
pour ma part, depuis un jusqu'à trois centimètres,
comme on peut en avoir avec les autres appareils.
Mais l'avantage du zinc est sa grande commodité
pour le blessé. Dès que l'appareil est placé, on peut
le secouer sans provoquer de douleur ; le malade est
aussitôt transportable. Au bout de deux ou trois
jours, au lieu de rester sur le dos, le blessé peut se
coucher sur le côté. Il arrive rapidement à s'asseoir
sur son lit et à se mobiliser dans tous les sens. On
peut, sans inconvénient, le transporter d'un lit à
l'autre, pour changer sa literie, etc. Tous ces avantages, joints à son efficacité, me font regarder l'appareil en zinc comme le plus pratique pour les fractures
de cuisse.

« *Fracture du radius.* — Cet appareil a échoué
entre mes mains, quoique construit et appliqué suivant les indications de Raoult-Deslongchamps. »

Les fractures de l'extrémité inférieure du radius
présentent quelquefois une gravité exceptionnelle,

et, le cas dont parle M. Duchamp, était un de
ceux-ci ; l'appareil ne pouvait donner qu'un succès
relatif.

« *Fracture des os de l'avant-bras.* — L'appareil
en zinc remplit une bonne indication en rétablissant
l'espace interosseux. Mais si, comme le propose M. le
docteur Ribard, on le construit en zinc n° 16, il faudra absolument le marteler pour lui donner la forme
voulue. On a déjà bien de la peine à modeler le n° 12.
Que sera-ce pour le n° 16 ? Il me semble bien plus
simple d'employer l'appareil plâtré qui sera au moins
aussi efficace. En déprimant, au niveau de l'espace
interosseux, la partie du bandage correspondant à la
fracture, et cela avant que le plâtre ait pris, on obtient une dépression persistante, suffisante à écarter
les deux os. Cet appareil n'est pas lourd. Il se moule
parfaitement, il est des plus simples à faire, tous
avantages que n'a pas le zinc. »

Il y a ici un malentendu. M. Ribard recommande
le n° 14 et non le n° 16, ainsi que le croyait M. Duchamp d'après un renseignement erroné de notre part.
Le n° 14 est sans doute un peu difficile à courber,
mais nous nous sommes assuré qu'on pouvait s'en
servir ; il est très facile, en particulier, de courber
les gouttières interosseuses parce que, grâce aux
échancrures qu'elles présentent à leurs extrémités,
l'appareil offre ici la forme d'un isthme offrant beaucoup moins de résistance.

L'appareil plâtré donne, au niveau de l'espace
interosseux, une dépression persistante ; il est indispensable, en effet, que la pression interosseuse soit

permanente, mais il faudrait, de plus, qu'elle soit élastique, qu'elle puisse être graduée à volonté et qu'il soit possible d'enlever l'appareil facilement et de le replacer de même. La gouttière présente tous ces avantages, dont un seul se retrouve dans l'appareil plâtré.

« *Fracture du coude.* — Je n'ai employé le zinc que dans un cas de ce genre, mais avec assez peu de succès, et je ne suis pas encouragé à recommencer. »

« *Fracture de l'humérus.* — Je n'ai pas été satisfait des résultats obtenus dans les cas de fracture des extrémités de l'humérus, mais pour les fractures du corps de l'os, j'ai employé le zinc avec succès et je le trouve préférable à tous les appareils. Pour peu que l'on resserre de temps en temps les lacs à boucle, l'immobilisation est parfaite. Ajoutons que, dès que l'appareil est posé, le blessé peut mouvoir l'épaule et le coude et se servir quelque peu de sa main. Le seul inconvénient du zinc est d'excorier parfois la peau qui recouvre les bords saillants du creux axillaire. J'ai vu cette excoriation se produire, malgré l'interposition entre le zinc et la peau, d'une bonne couche de coton. Je crois que la pression seule en est cause et que votre modification n'y changera pas grand'chose (M. Duchamp parle de l'addition de dentelures au bord supérieur de l'appareil). Mais c'est là un inconvénient léger, car l'excoriation ne se produit pas pendant les premiers jours, et, quand elle survient, on n'a qu'à échancrer le zinc et l'obstacle est levé. »

« Telle est mon appréciation sur les appareils en zinc. Vous voyez que je leur rends justice en les adoptant pour les fractures du corps de l'humérus, de la cuisse et de la jambe ; mais je ne crois pas que le zinc puisse déposséder tous les appareils, et surtout le bandage plâtré. »

Nous pensons tout autrement au sujet de l'avenir de l'appareil en zinc ; nous croyons qu'il pourra être adopté avec avantage pour d'autres fractures que celles de jambe, de cuisse et de l'humérus ; mais nous ne faisons aucune difficulté cependant pour reconnaître qu'il est des cas où nos appareils seront parfaitement impuissants, ainsi que nous l'avons dit à propos de chacun d'eux.

« Le zinc me paraît surtout utile dans la chirurgie d'armée, pour les ambulances et postes de secours. Ayant une forme plane, ces appareils ne sont pas encombrants, quelques coups de pouce leur donnent la forme voulue, on les applique rapidement, et les blessés sont tout aussitôt transportables, ce qui est un point capital. Ce sont là de grands avantages dont on peut se contenter, sans vouloir substituer le zinc à tous les appareils dans la clientèle privée ou dans les hôpitaux, où l'on a sous la main tout ce qui manque aux chirurgiens sur le champ de bataille. »

L'appareil en zinc nous semble être le type des appareils amovo-inamovibles. Nous avons montré que, grâce au resserrement progressif des lacs, on pouvait appliquer immédiatement la gouttière sans se préoccuper du gonflement ; l'exactitude de la contention permet de transporter le blessé, de le faire lever dès le premier jour, de le faire marcher avec des béquilles dès le vingtième jour, avec une fracture de jambe.

On peut assurément transporter le malade avec tout autre appareil, à condition qu'il maintienne bien les fragments. Parmi les appareils les plus usités, nous ne voyons que le plâtre qui puisse remplir convenablement ce rôle ; toutefois, avec une attelle plâtrée, le transport sur un chemin accidenté sera toujours douloureux, car dans ce cas les trépidations du véhicule se transmettent intégralement au membre, tandis que l'élasticité de l'appareil en zinc et le revêtement de coton pourront amortir ces secousses.

Il permet plus facilement qu'aucun autre de faire lever les malades parce qu'il est léger, parce qu'il est plus solide que le plâtre qui tombe par petits fragments.

Il se prête à l'examen facile de la fracture sans déranger en rien son foyer. La rapidité de son application diminue d'autant les souffrances du blessé, et le dérangement des fragments n'est plus à craindre pendant le reste de l'opération, qui consiste simplement à serrer les lacs. On n'a pas à craindre non plus le dérangement des tampons d'ouate.

La contention et la compression qu'il exerce sont suffisantes pour atténuer notablement l'action musculaire, sans être pourtant dangereuses.

Nous ne faisons que rappeler brièvement ces avantages, puisque nous avons insisté sur chacun d'eux dans le cours de ce travail. Ils se présentent aussi bien dans d'autres appareils que dans le nôtre, mais isolément et nous croyons que seul, l'appareil en zinc, possède toutes ces qualités réunies.

Les attelles plâtrées immobilisent parfaitement. Mais le plâtre ne peut être appliqué de suite à cause du gonflement. Si le membre est trop serré, le chirurgien est obligé de défaire complètement son appareil. Si l'appareil est inamovible, le membre ne l'est pas, il change de volume : s'il diminue, il faut resserrer l'appareil avec des bandes qui se relâcheront tandis que les lacs ne se relâchent pas ; s'il augmente de volume il deviendra douloureux, et l'appareil est à recommencer.

La gouttière Bonnet s'applique peut-être plus rapidement que le zinc, mais sa contention est imparfaite, parce que ses parois ne sont pas suffisamment malléables ; elle ne peut se comparer à ce point de vue avec un appareil qui se moule exactement sur le membre, et lui constitue un véritable squelette extérieur qui l'accompagne dans ses variations de volume. Elle est rarement possible dans la clientèle, à cause de son prix, et son poids, aussi bien que sa contention imparfaite ne permet pas de faire lever le malade, et encore moins de le faire marcher au vingtième jour.

L'appareil silicaté, comme la gouttière Bonnet, peut s'appliquer le premier jour ; mais il ne maintiendra plus les fragments lorsque le gonflement aura disparu ; si on l'applique à ce moment seulement, la contention ne sera pas meilleure que précédemment, car au bout de quelques jours le coton se sera tassé, et le membre se sera atrophié.

Nous ferons un reproche analogue à l'appareil amovo-inamovible de Seutin, dont nous parlons parce qu'il possède la même propriété que la gouttière en zinc, d'être resserré graduellement. Mais, par suite de sa composition même, les deux portions de l'appareil imbriquées l'une sur l'autre glissent mal ; de plus, cet appareil qui est placé le premier jour, moule exactement le membre, y compris la partie qui est le siège du gonflement ; ce gonflement disparaîtra dans quelques jours, de sorte que l'appareil ne sera plus rempli et que les fragments ne seront plus immobilisés.

Il nous reste à présenter, pour terminer, des considérations qui, pour n'être pas aussi importantes, n'en sont pas moins dignes d'être examinées.

Le prix de ces appareils est très peu élevé. Nous reproduisons le tableau que donne M. Raoult-Deslongchamps, en indiquant en regard les chiffres que nous avons trouvés. Dans chacune des doubles colonnes, la première donne les chiffres de M. Raoult-Deslongchamps, et la seconde les nôtres, ainsi que l'indiquent les initiales placées en haut de chaque colonne.

On remarquera que nos chiffres sont plus élevés, ce qui tient à plusieurs causes. M. Ribard place dans ses appareils une plus grande quantité de coton, afin de n'être pas obligé, par le seul fait du tassement de la ouate, de la renouveler souvent. Nos appareils sont, quelques-uns du moins, plus grands. Nous ne donnons pas le poids et la surface des appareils seuls, mais ceux de la quantité de zinc employée, y compris les débris. Si l'on voulait connaître le poids d'un appareil donné, il faudrait donc diminuer de un quart ou un cinquième les chiffres que nous indiquons. Nous avons, de plus, à compter l'attelle complémentaire. Nos numéros sont souvent plus élevés ; ceci, du reste, n'est pas absolu ; le numéro d'un appareil dépend du résultat que l'on veut obtenir, des dimensions de la gouttière, et, par conséquent, de l'âge du sujet.

La dernière colonne donne le chiffre total (prix du zinc et de la ouate) ; nous n'avons pas tenu compte des boucles et des lacs, dont le prix est insignifiant, et qui peuvent servir, du reste, indéfiniment. Enfin, nous avons négligé le prix de revente des débris, dont tient compte M. Raoult-Deslongchamps. Mais, en revanche, pour être exact, il faudrait ajouter à ses chiffres le prix des bandelettes de Scultet, ce qui donnerait un total bien plus élevé que le nôtre.

Le zinc laminé coûte 80 cent. le kilogramme, quelle que soit son épaisseur. Le tableau suivant donne le poids et le prix de un mètre carré de chaque numéro.

Numéros	9	10	11	12	13	14
Poids de un m. c....	2 k. 900	3 450	4 050	4 650	5 050	5 600
Prix de 1 m. c......	2 fr. 32	2 76	3 24	3 72	4 04	4 48

Il est rare que la matière première, le zinc, ne se trouve pas sous la main. D'ailleurs, il n'est pas plus difficile au praticien de campagne de se munir de feuilles de zinc que de bandes ou attelles qui lui seront nécessaires, s'il veut construire d'autres appareils.

APPAREILS	NUMÉROS		Surface de zinc nécessaire pour l'appareil, en cent. carrés		POIDS DE ZINC en grammes		PRIX de l'appareil		PRIX de la ouate		PRIX TOTAL	
	RD	P	RD	P	RD	P	RD	P	RD	P	RD	P
Appareil de jambe..	10		2.850		983		0,78		0,11		0,90	
—	11	11	id.	3.400	1 154	1.360	0,92	1,10	id.	0,25	1,05	1,35
Petit appareil de cuisse	11		4.600		1.863		1,49		0.21		1,70	
—	12	12	id.	4.945	2.138	2.070	1,71	1,65	id.	0,45	1,90	2,10
Grand appareil de cuisse	11		5.175		2.090		1,67		0,22		1,90	
—	12		id.		2.395		1,91		id.		1,15	
—		13		5.535		2.750		2,20		0,50		2,70
Appareil de rotule..	13		2.000		1.060		0,84		0,06		0,90	
—		11		2.158		810		0,65		0,20		0,85
2ᵐᵉ Appareil......		11		2.950		1.200		0,95		0,20		1,15
Appareil du bras ...	10		875		302		0,24		0,02		0,25	
—		11		800		324		0,25		0,05		0,30
Appareil du coude ..	10		875		302		0,24		0.04		0,30	
—		11		1.040		421		0,35		0,10		0,45
Appareil d'avant-bras	12		480		223		0,17		0,02		0,20	
—		14		768		420		0,35		0,05		0,45
Appareil du radius ..	12		680		316		0,22		0,03		0,25	
—		11		704		280		0,25		0,05		0,30
Appareil de clavicule		13		720		360		0,30		0,05		0,35

Léger, solide cependant, très propre, il tient peu
de place, et le malade peut porter un vêtement pour
les fractures du membre supérieur. Pour les fractures de jambe ou de rotule, le malade, que l'on fait
lever, peut porter un pantalon fendu sur le côté et
fermé avec des boutons ou des lacets.

Il est enfin une considération de la plus haute importance pour la chirurgie d'armée, et sur laquelle
insiste avec raison M. Raoult-Deslongchamps. On
peut tailler ces appareils d'avance, suivant trois gran-
deurs de patron pour chaque appareil, ou même deux
seulement, car on aura à soigner des hommes de
tailles peu différentes. Les gouttières peuvent alors
être placées à plat dans les voitures d'ambulance, et
ne se courber qu'au moment où l'on voudra s'en
servir. On voit qu'il serait très-facile d'emporter un
nombre considérable d'appareils sous un faible volume. On remplacerait ainsi avec avantage les gouttières en fil de fer, qui encombrent les fourgons
d'ambulance. M. Raoult-Deslongchamps est entré
dans des détails qui ne trouveraient pas ici leur
place. Nous dirons simplement que, d'après ses prévisions, une caisse pesant cent kilogrammes contien-
drait environ deux cent trente appareils divers.

Nous voudrions enfin répondre à quelques objections qui ont été posées à l'appareil en zinc.

Sera-t-il nécessaire de construire un appareil pour
chaque malade. Il n'en est rien (la gouttière de
cuisse exceptée). Si nous examinons chaque appareil
en particulier, on voit que les appareils du coude, de
l'avant-bras, du radius, de l'humérus, du rotule,

pourront servir indéfiniment à tout adulte de taille moyenne. Pour la gouttière de jambe, il est peu important que la base des digitations arrive à trois ou quatre centimètres plus haut ou plus bas que l'interligne du genou ; de même l'espace qui existe entre ses bords peut varier sans inconvénient, puisqu'il est comblé par l'attelle complémentaire (1).

L'entourage du malade est chargé de serrer les lacs ; c'est là une opération indispensable. Sera-t-elle faite avec tout le soin nécessaire ? Nos observations nous permettent de l'affirmer, mais à condition que le chirurgien insiste sur cette nécessité. Dans quelques-unes de nos observations, ce sont souvent les parents ou des domestiques qui ont été chargés de ce soin (observations V, VI, X, XVII, XIX, XXVI, XXIX), et sans inconvénient aucun.

Il est facile, nous en avons fait l'épreuve, de dessiner les patrons. Il n'est pas nécessaire non plus

(1) Nous avons indiqué deux mesures à prendre pour la plupart des appareils : longueur et périmètre. Il est bon, en effet, de les prendre toutes les deux ; mais, avec un peu d'habitude des appareils, on peut se contenter de la longueur seulement, pourvu que l'on remarque le rapport qui existe, dans le patron de grandeur naturelle, entre ces deux dimensions. Ce rapport varie évidemment d'un individu à l'autre, mais d'une quantité assez faible pour être négligeable, puisqu'il importe peu que la largeur de l'appareil varie de deux ou trois centimètres, d'après ce que nous venons de dire. M. Ribard ne prend jamais qu'une seule mesure, la longueur. C'est d'après cette seule dimension qu'ont été construits quatre appareils appliqués dans le service de M. le professeur agrégé Pollosson, chirurgien en chef désigné de l'Hôtel-Dieu : un appareil de cuisse, un grand appareil de cuisse et deux gouttières de jambe, l'une pour fracture sus-malléolaire, l'autre pour fracture compliquée, avec issue des fragments. Ces appareils ayant été appliqués tout récemment, nous regrettons de ne pouvoir donner les observations.

d'avoir une connaissance spéciale de l'appareil en zinc, les nombreuses sources où nous avons puisé nos observations le prouvent suffisamment.

Nous ne voulons pas terminer notre travail sans rendre un hommage bien légitime à M. Raoult-Deslongchamps. Nous n'avons fait que décrire la méthode qu'il a inaugurée, et les quelques modifications apportées à ses appareils ne sauraient être mises en regard de l'idée première.

Nous nous sommes trouvé sur quelques points en désaccord avec l'inventeur; mais on a pu voir qu'il ne s'agit que de questions de détail ; notre confiance dans l'œuvre du médecin principal de Saumur reste entière, et nous sommes convaincu qu'elle sera partagée par tous ceux qui voudront faire l'essai loyal de sa méthode.

CONCLUSIONS

I. — La supériorité de l'appareil en zinc laminé de M. Raoult-Deslongchamps est due à la propriété qu'il possède de pouvoir suivre le retrait du membre, grâce au resserrement progressif des lacs.

II. — L'appareil peut être appliqué immédiatement après le traumatisme et conservé jusqu'à la guérison.

III — L'exactitude de la contention permet le transport des blessés à de longues distances, et les dispense du séjour au lit (les fractures de cuisse exceptées).

IV. — L'appareil abrège la durée du traitement en raison même de la précision avec laquelle les fragments sont maintenus.

V. — Il supprime la douleur grâce à l'immobilité

des fragments et à celle des muscles qui sont les agents du déplacement.

VI. — L'appareil particulier de chaque fracture remplit bien l'indication spéciale de la lésion (sauf les réserves que nous avons faites dans le cours de notre travail.

TABLE DES GRAVURES

TABLE DES MATIÈRES

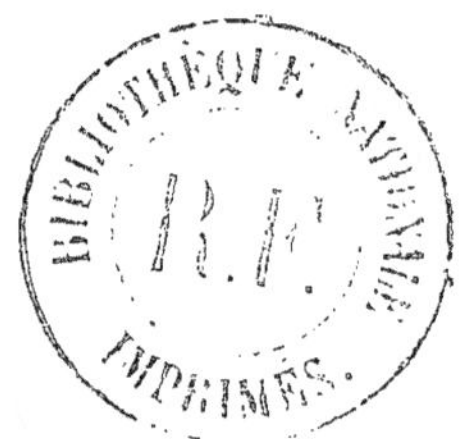

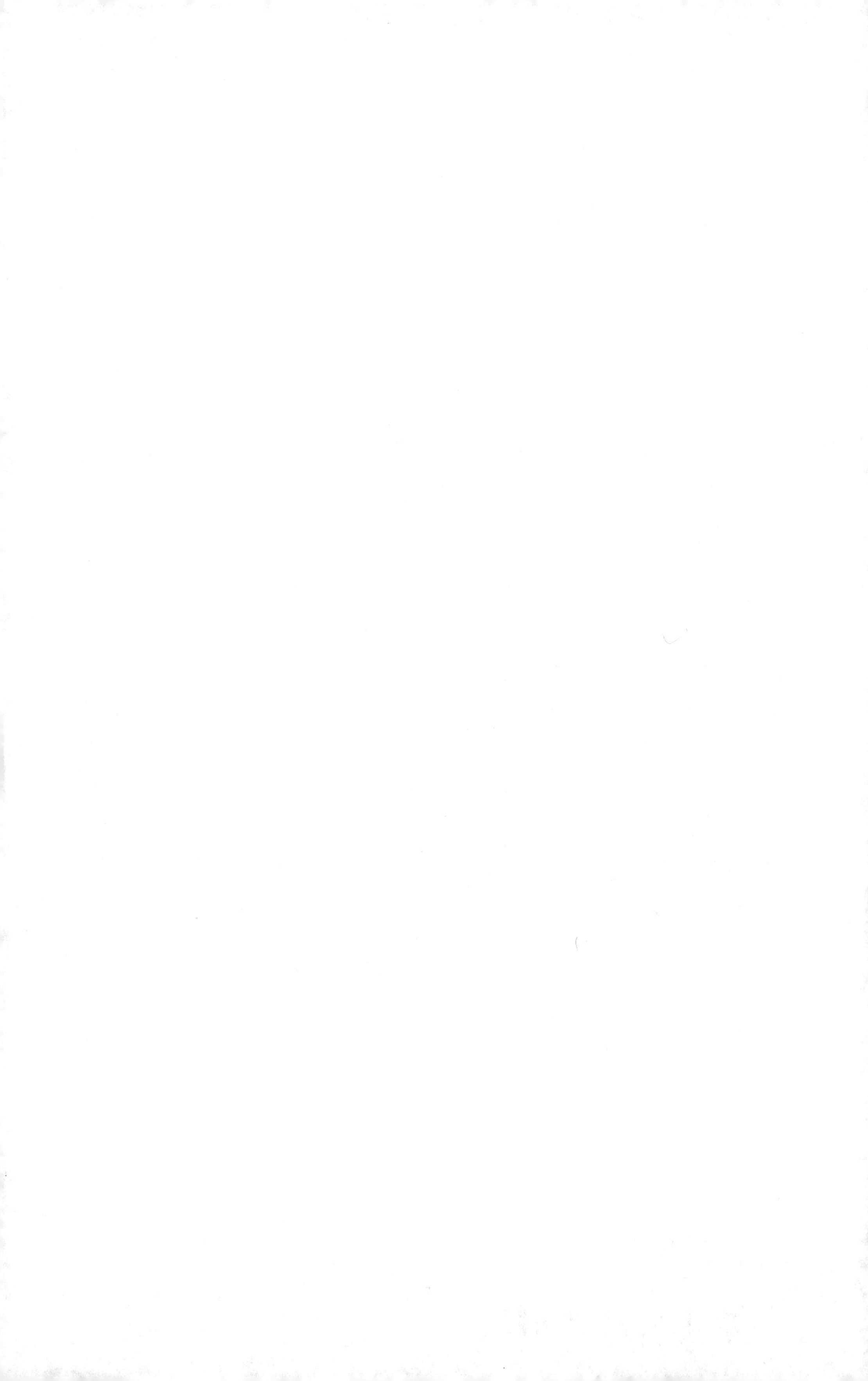

* 9 7 8 2 0 1 4 0 5 4 0 1 9 *